病理学概論

第2版

公益社団法人 東洋療法学校協会 編

滝澤登一郎 著
畠山　茂

医歯薬出版株式会社

カラーでみる病理標本 [1]

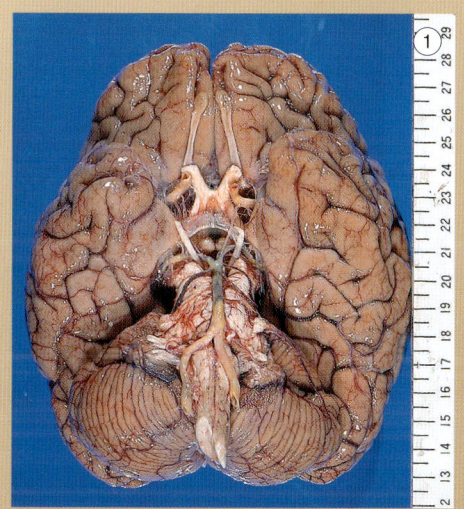

動脈硬化がみられる以外ほぼ正常脳底部

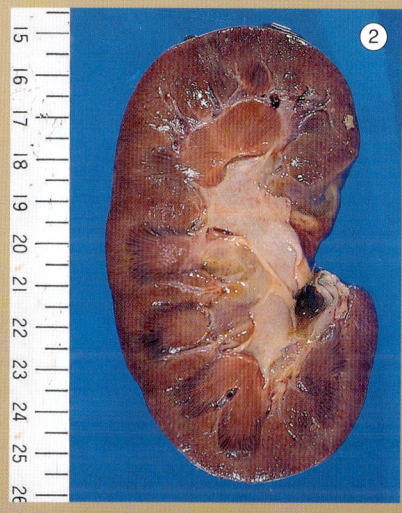

正常の腎臓

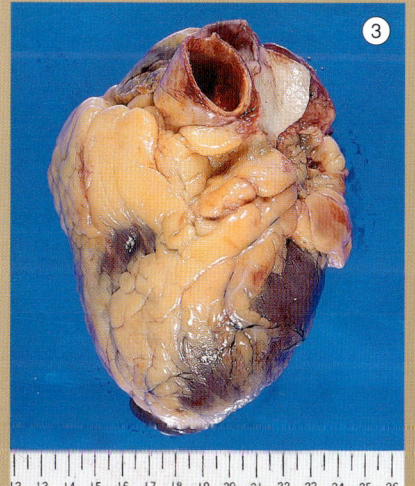

正常の心臓

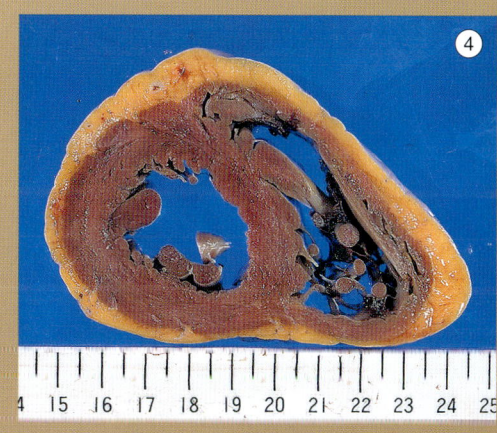

正常の心臓

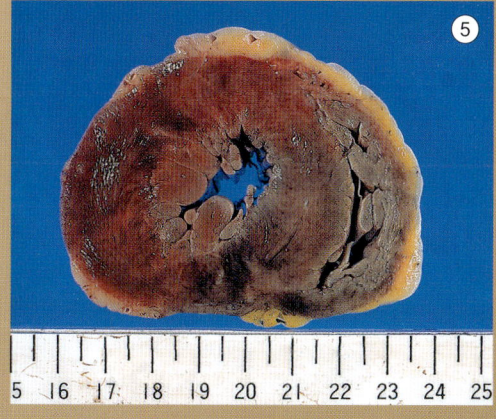

心筋梗塞の心臓

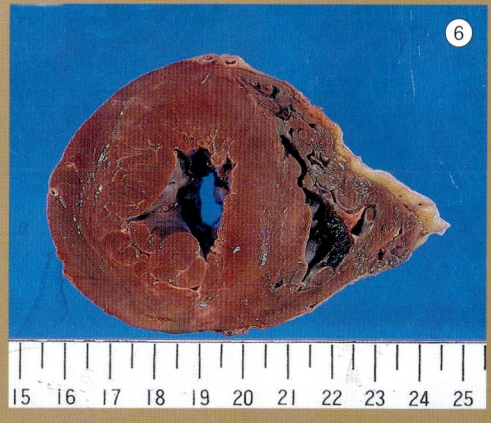

左心室の肥大した心臓

カラーでみる病理標本 [2]

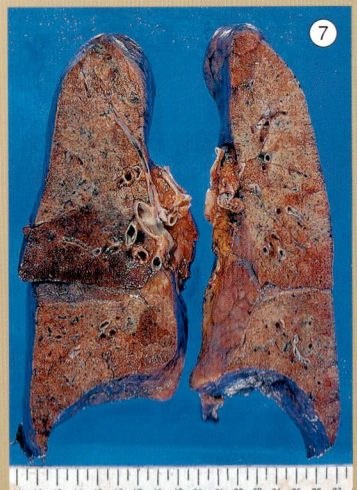
肺炎

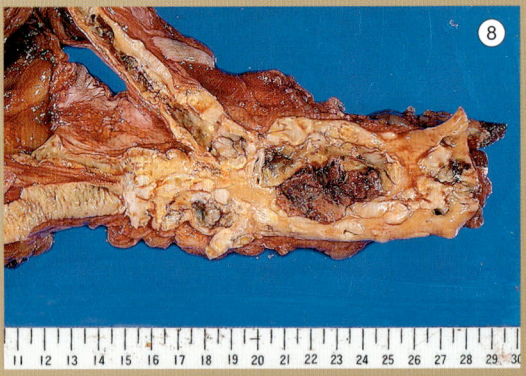
腹部大動脈瘤

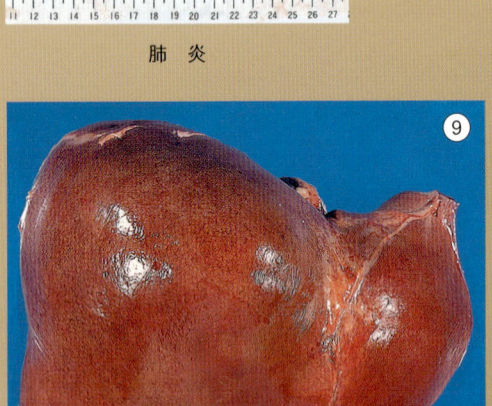
正常の肝臓

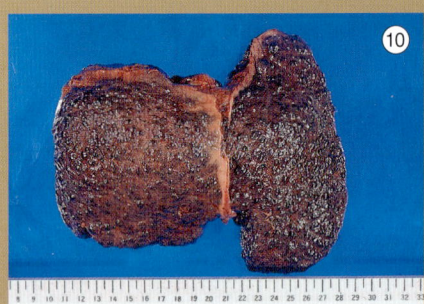
肝硬変の肝臓

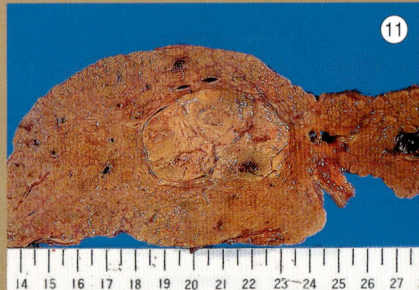
肝細胞癌

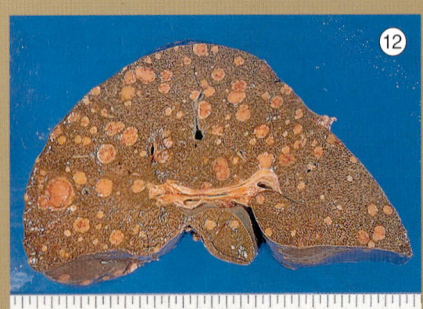
乳癌の肝転移

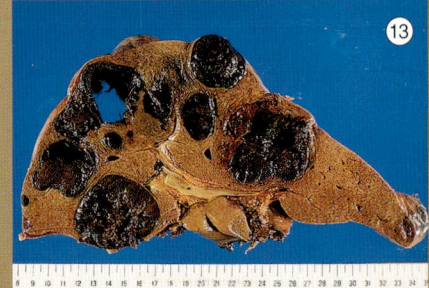
メラノーマの肝転移

カラーでみる病理標本［3］

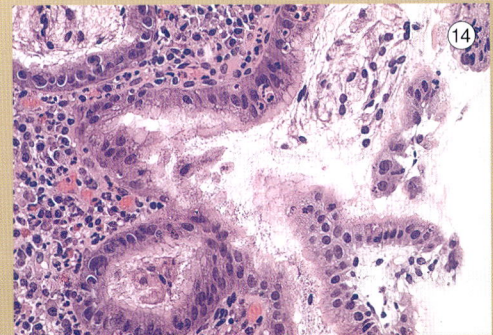
ヘリコバクターピロリ（HE染色）

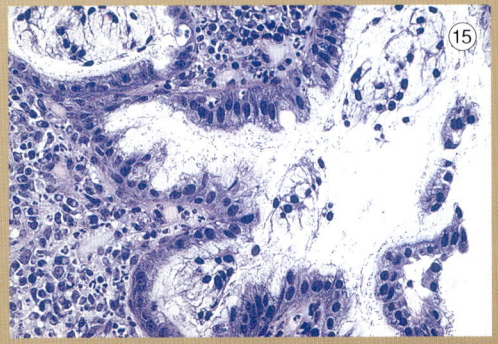
ヘリコバクターピロリ（ギムザ染色）

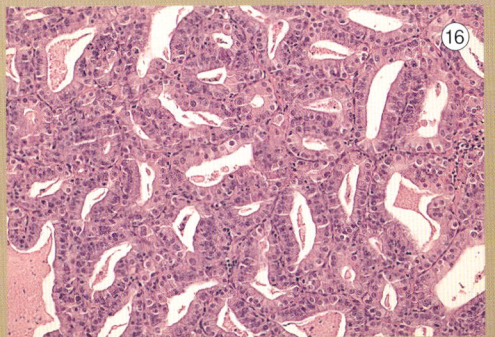
高分化型胃癌

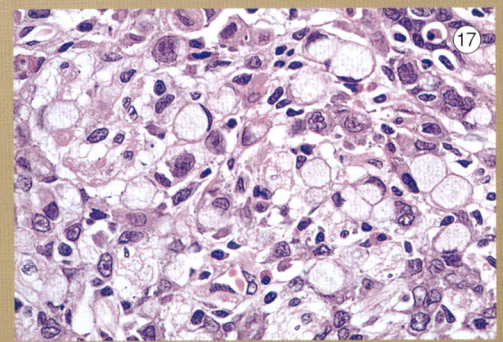
低分化型胃癌（印環細胞癌）

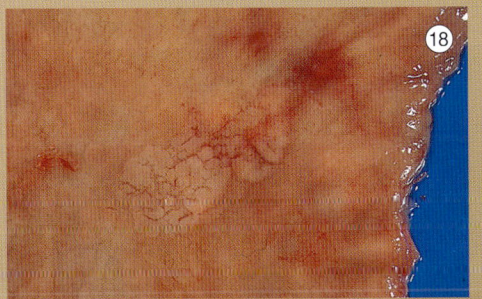
早期胃癌 II_a

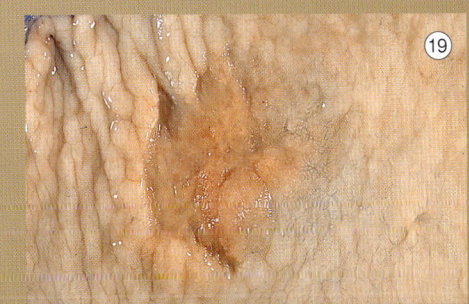
早期胃癌 II_c

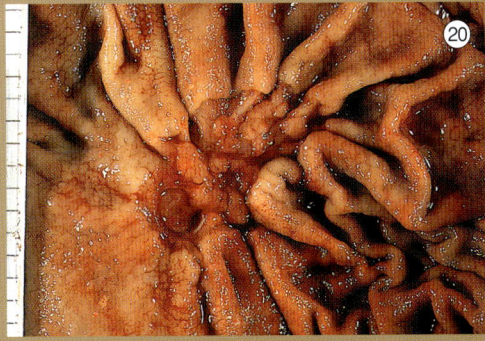
早期胃癌 II_c 類似進行癌

カラーでみる病理標本［4］

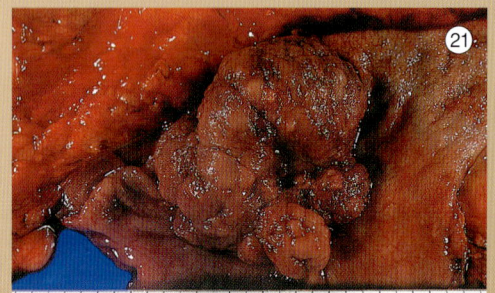
隆起型進行癌

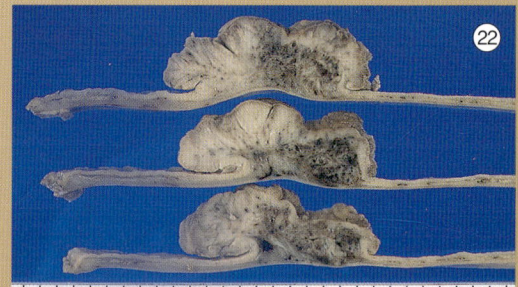
隆起型進行癌（割面）

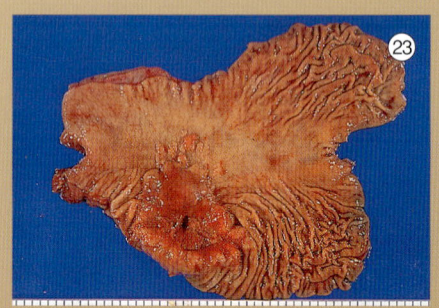
Ⅱ型進行癌（癌性潰瘍を伴う）

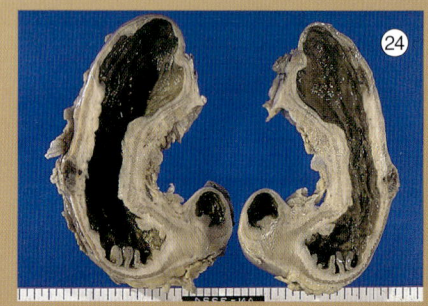
Ⅳ型進行癌

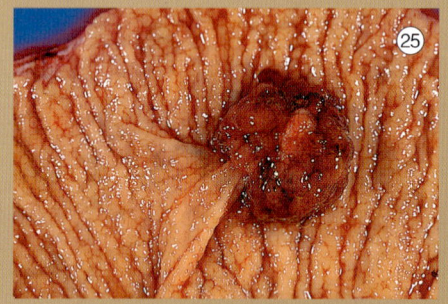
大腸癌（家族性大腸腺腫症に合併したポリープ癌）

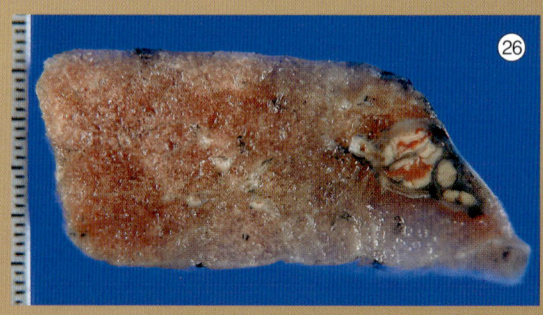
肺結核乾酪壊死巣の肉眼像

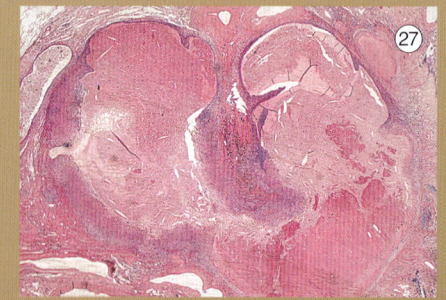
肺結核乾酪壊死巣の組織像

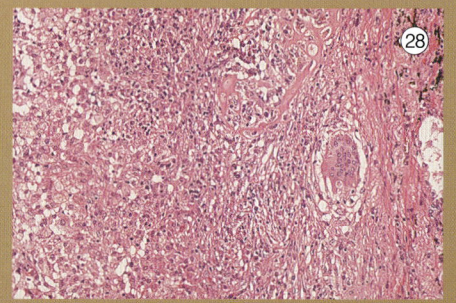
肺結核乾酪壊死巣の周囲類上皮細胞とラングハンスE細胞

編 者 序

　あん摩マッサージ指圧師，はり師，きゅう師を取り巻く環境の変化は，社会保障政策の改革や社会構造そのものの変化という大きなうねりの中で，われわれが予想していた以上のスピードで激動していくものと思われる．日本における東洋療法 1300 年の歴史の中で，新しい未来につながる大転換期の時機を迎えているといっても過言ではない．また，欧米における東洋療法への期待の広がりは，われわれの想像以上に加速している．これら内外の変化と期待を受け止め，これからの国民の健康にどのように寄与していけるか，何を望まれているのかというニーズをしっかりと把握し，目先だけの利にとらわれずに大所高所からの展望が必要である．

　㈳東洋療法学校協会では，教育こそ次代を担う人材育成の重要な柱であるとの認識から，定期的な教員研修，学生のための学術大会，学校倫理綱領の採択，OSCE（客観的臨床能力試験）の導入研究，卒業生や学生対象の調査研究等に取り組んできたが，なかでも 15 年来にわたり，学校教育の質向上を図るため，全国標準教科書の作成に力を注ぎ，その時代時代の変化に対応して改定を重ね，今日に到っている．

　平成 12 年に，厚生労働省の学校認定規則が改正された．カリキュラムが大綱化（科目を細かく規定することなく，教育内容の表示とする）され，単位制が導入されるなど，これからの新しい時代を展望した内容となっており，各学校ごとの特色を発揮することも可能な柔軟性もある．しかし一方，教育内容の一定水準維持は，あん摩マッサージ指圧・はり・きゅう治療を望む国民への責任として，各学校が果たさなければならない義務である．本協会は，全国盲学校長会との共同で，標準的教育内容を示した「教育ガイドライン」を平成 12 年 11 月に作成し，教育の一定水準の質の確保に努めてきた．

　こうした時代への対応に合わせ，本協会は，教科書の大改訂，新たに必要となった教科書の刊行へと，会員各校，教材研究部教科書委員会ならびに執筆者のご努力により，着々と成果をあげてきつつある．

　伝統の知恵と新しい知恵が盛りこまれた新標準教科書を，新設校を含めた全国の学校はじめ，多くの皆様がご活用され，学校教育が充実することを期待するものである．
　2004 年 2 月

社団法人（現・公益社団法人）　東洋療法学校協会
会　長　後　藤　修　司

（公社）東洋療法学校協会

教材研究部教科書委員会（平成14年度）（順不同）

部　　長	坂本　歩（さかもと あゆみ）	（東京医療専門学校）
副 部 長	浪越満都子（なみこし まつこ）	（日本指圧専門学校）
委　　員	平　英治（たいら えいじ）	（北海道鍼灸専門学校）
	国分　壮一（こくぶん そういち）	（赤門鍼灸柔整専門学校）
	中澤　寛元（なかざわ ひろゆき）	（埼玉東洋医療専門学校）
	斉藤　秀樹（さいとう ひでき）	（東京医療専門学校）
	鈴木　盛夫（すずき もりお）	（早稲田医療専門学校）
	殿村　康一（とのむら こういち）	（東京医療福祉専門学校）
	光畑　昇（みつはた のぼる）	（東京衛生学園専門学校）
	宅野　栄子（たくの えいこ）	（東京衛生学園専門学校）
	大場　雄二（おおば ゆうじ）	（日本鍼灸理療専門学校）
	佐藤　範重（さとう のりしげ）	（長生学園）
	大塚　俊幸（おおつか としゆき）	（日本指圧専門学校）
	山足　勝（やまあし まさる）	（国際鍼灸柔整専門学校）
	池田　憲司（いけだ けんじ）	（国際鍼灸柔整専門学校）
	平川　雅一（ひらかわ まさかず）	（両国柔整鍼灸専門学校）
	谷口　祥子（たにぐち しょうこ）	（中央医療学園専門学校）
	大野　政明（おおの まさあき）	（中央医療学園専門学校）
	太田　和幸（おおた かずゆき）	（湘南医療福祉専門学校）
	小林　賢次（こばやし けんじ）	（呉竹鍼灸柔整専門学校）
	新井　恒紀（あらい つねのり）	（神奈川衛生学園専門学校）
	茅沼　美樹（かやぬま みき）	（東海医療学園専門学校）
	奥野　友香（おくの ゆか）	（東海医療学園専門学校）
	兵藤　平（ひょうどう たいら）	（名古屋鍼灸学校）
	楠本　高紀（くすもと たかのり）	（中和医療専門学校）
	清水　洋二（しみず ようじ）	（中和医療専門学校）
	冨永　忠司（とみなが ただし）	（佛眼鍼灸理療学校）
	西口　陽通（にしぐち はるゆき）	（行岡鍼灸専門学校）
	安藤　文紀（あんどう ふみのり）	（明治東洋医学院専門学校）
	山本　博司（やまもと ひろし）	（関西医療学園専門学校）
	小島　賢久（こじま よしひさ）	（森ノ宮医療学園専門学校）
	大竹　秀信（おおたけ ひでのぶ）	（鹿児島鍼灸専門学校）
	下村　壮介（しもむら そうすけ）	（専門学校浜松医療学院）
	山田新一郎（やまだ しんいちろう）	（IGL医療専門学校）
協 力 会 員 校	東洋鍼灸専門学校，関東鍼灸専門学校	
	広島聖光学園，四国医療専門学校	

第2版の序

　医学は日進月歩の勢いで進化しており，膨大な医学情報を完全に把握することは，もはや不可能である．今回，本書を改訂するにあたって，現在までに判明しているすべての医学知識を正確に伝えることよりも，医学の主幹部を解りやすくできる限り平易な表現で解説することに最も留意した．しかし，現実には字数に限りがあり，十分な解説なしに特定の疾患名を使用しなければならないなど，目的が完全に達成されたわけではない．読者の皆様のご理解をいただきたい．読者ご自身が経験したことを思い出しながら本書を読んでいただくことも，難しい医学知識の理解の一助になると思われる．

　たとえば，「炎症」や「創傷治癒」の項目を読む際には，子どものころに擦り剝いた膝を思い出していただきたい．オキシフルで消毒し，ヨードチンキや赤チンを塗って包帯をしてもらった思い出である．しばらくすると瘡蓋（かさぶた）ができ，多少むずがゆくなってくる．そんな時，瘡蓋を無理に剝がすと出血をしたが，うまく剝がれると瘡蓋の下には瑞々しいピンク色の組織が見られ，さらに注意深く見ると，ピンク色の中に小さな赤い粒々があったという記憶である．この組織がまさに肉芽組織であり，英語ではgranulation tissue（顆粒状組織）というが，顆粒に相当する赤い粒々は増生した微細な血管である．肉眼観察した所見をそのまま病理学の組織名にしたもので，日本語の肉芽組織とは根本的に異なる感覚である．

　現在，最先端の医学研究はDNAのレベルで行われており，最先端の治療も遺伝子治療になっている．癌は当初遺伝すると考えられていたが，その後，遺伝性は低いとされ，現在は再び遺伝が問題にされている．発癌の仕組みがDNAレベルで研究されるようになった結果である．本書では疾病を様々な視点から分類し，解説している．しかし，将来には各視点がDNAの問題に統合される可能性がある．一方，「胃潰瘍はなぜ胃角に好発するのか」という問題はDNAでは解決できない．

　医学の進歩は臓器移植も可能にしたが，さらに進歩して人工人間が創られる時代になったら人類の価値観はどのようになっているのだろう．あまり考えたくない問題である．読者の皆様には，本書以外の内科学書や医学辞典なども参考にして，自ら学ぶようにしていただきたい．

　本書は，1991年に畠山茂先生が書き上げられた「病理学概論」を土台に改訂させていただいた．畠山先生は私の恩師であり，大学院の卒業論文のご指導もいただいた．今年で78歳になられたが，今なお若々しく，お元気でお暮らしである．今回の改訂が，将来東洋療法の現場にでられる学生さんにおおいに役立つことを念願する．

2004年1月

滝澤　登一郎

第1版の序

　このたびの「あ・は・き法」改正に伴い，教科名も「病理学」から「病理学概論」と改称され，教科ガイドラインもまた若干の点につき改定された．

　従来の総論に，免疫異常とアレルギーの項目が新たに加えられ，さらに奇形を先天異常と名称を改め，これまで病因論の内因の項に含まれていた遺伝性疾患や染色体異常などがここにまとめられることになった．その他，変性の項に老化の小項目が加わり，総論的記載の過程では，なるべく代表的疾患を例にとりながら，病態生理に重点をおいて教授するようにとの示唆もなされている．

　以上がこのたびの改定のあらましであるが，これら改定の主旨にしたがって，前著の内容に強弱のアクセントをつけ，整理し直したのが本書である．

　前著を出版して以来，5年の歳月がたったが，その間，読者から多くの指摘や意見が寄せられた．新版では，それらの意見を充分に取り入れたつもりである．最後に，今後ともご批判をいただくことを願って序文に代えたい．

　1991年4月

著　者

目　次

第1章　病理学とはどのような学問か

…… *1*

第2章　疾病（病気）についての基本的考え方

1．疾病（病気）の概念 ………………………………………………………………………… *3*
2．疾病（病気）の分類 ………………………………………………………………………… *3*
　　1）先天性疾患と後天性疾患 ……………………………………………………………… *3*
　　2）遺伝性疾患と非遺伝性疾患 …………………………………………………………… *4*
　　3）全身性（系統的）疾患と限局性疾患 ………………………………………………… *4*
　　4）器質的疾患と機能的疾患 ……………………………………………………………… *4*
　　5）その他の分類 …………………………………………………………………………… *4*
3．疾病（病気）の症候（症状）と経過 ……………………………………………………… *5*

第3章　病　因

1．病因の一般 …………………………………………………………………………………… *7*
2．内　因 ………………………………………………………………………………………… *7*
　　1）素因と体質 ……………………………………………………………………………… *7*
　　　　(1) 素　因/7　(2) 体　質/8
　　2）遺　伝 …………………………………………………………………………………… *9*
　　3）内分泌 …………………………………………………………………………………… *10*
　　4）免　疫 …………………………………………………………………………………… *11*
　　　　(1) Tリンパ球/12　(2) NK細胞/12　(3) Bリンパ球/12
　　　　(4) 単球・マクロファージ/12
　　5）心因性疾患 ……………………………………………………………………………… *13*
3．外　因 ………………………………………………………………………………………… *13*
　　1）栄養素の不足と過剰（供給障害） …………………………………………………… *13*
　　　　(1) 飢　餓/14　(2) 蛋白質/14　(3) 脂　質/14　(4) 炭水化物（糖質）/15
　　　　(5) ビタミン/15　(6) 無機塩類/16　(7) カルシウム/16　(8) 水/16
　　2）物理的病因 ……………………………………………………………………………… *17*
　　　　(1) 機械的損傷/17　(2) 温　度/17　(3) 放射線/18　(4) 光　線/18
　　　　(5) 音　波/19　(6) 電　気/19　(7) 気　圧/19

3）化学的病因 ………………………………………………………………………… *19*
　　　　　(1) 接触による障害/*19*　(2) 中　毒/*19*　(3) 医原病/*20*　(4) 環境汚染/*21*
　　　4）生物的病因 ………………………………………………………………………… *22*
　　　　　(1) 病原微生物/*23*　(2) 動物性寄生体/*25*
4．小児疾患 ……………………………………………………………………………………… *26*

第4章　循環障害

1．ヒトの循環系 ………………………………………………………………………………… *27*
　　1）大循環・小循環 ……………………………………………………………………… *27*
　　2）リンパ循環 …………………………………………………………………………… *27*
　　3）門脈循環 ……………………………………………………………………………… *28*
2．充血・うっ血 ………………………………………………………………………………… *28*
　　1）充　血 ………………………………………………………………………………… *28*
　　2）うっ血（静脈性充血） ……………………………………………………………… *28*
3．貧血・虚血 …………………………………………………………………………………… *29*
　　1）貧血・虚血の概念 …………………………………………………………………… *29*
　　2）虚血の徴候と結果 …………………………………………………………………… *30*
4．出　血 ………………………………………………………………………………………… *30*
　　1）出血の分類 …………………………………………………………………………… *30*
　　2）出血の種類 …………………………………………………………………………… *31*
　　3）出血の結果 …………………………………………………………………………… *32*
　　4）止血の機序，血液凝固作用 ………………………………………………………… *32*
5．血栓症 ………………………………………………………………………………………… *32*
　　1）血栓形成の誘因 ……………………………………………………………………… *32*
　　2）血栓の種類 …………………………………………………………………………… *33*
　　3）血栓の運命 …………………………………………………………………………… *33*
6．塞栓症 ………………………………………………………………………………………… *34*
　　1）塞栓症および塞栓の種類 …………………………………………………………… *34*
　　2）塞栓症の転帰 ………………………………………………………………………… *34*
7．梗　塞 ………………………………………………………………………………………… *35*
　　1）梗塞の種類 …………………………………………………………………………… *35*
　　2）梗塞の転帰 …………………………………………………………………………… *36*
8．水腫・浮腫・脱水症 ………………………………………………………………………… *36*
　　1）水腫の定義と分類 …………………………………………………………………… *36*
　　2）心不全，腎炎による浮腫の病態生理 ……………………………………………… *37*
　　3）水腫の転帰 …………………………………………………………………………… *37*
　　4）脱水症 ………………………………………………………………………………… *37*
　　　　　(1) 水分減少による脱水症（一次的脱水症）/*37*
　　　　　(2) ナトリウム欠乏による脱水症（二次的脱水症）/*38*

9．ショック ··· 38

第5章　退行性病変

1．萎　縮 ··· 39
　1）数的減少 ·· 39
　2）細胞縮小 ·· 40
2．変　性 ··· 40
　1）変性の概念 ··· 40
　2）変性の分類 ··· 41
　　(1) 空胞変性または水様変性/41　(2) 混濁腫脹/41　(3) 硝子滴変性/41　(4) 角化変性/41
　　(5) 硝子様変性/41　(6) アミロイド変性（類でんぷん変性）/42　(7) 脂肪変性/42
　　(8) 色素変性/43
　3）加齢と老化 ··· 44
　4）生活習慣病 ··· 45
　　(1) 胆石症/45　(2) 糖尿病/46　(3) 痛　風/46　(4) 動脈硬化/46
3．壊死と死 ··· 47
　1）壊　死 ··· 47
　　(1) 壊死の分類/47　(2) 壊死巣の運命/47
　2）死 ··· 48
　3）アポトーシス ·· 48

第6章　進行性病変

1．肥大と増殖 ·· 49
　1）肥　大 ··· 49
　2）増　殖 ··· 50
2．再　生 ··· 50
　1）再生の分類 ··· 51
　　(1) 未分化芽細胞の増殖による生理的再生/51　(2) 新生芽組織の増殖による再生/51
　　(3) 欠損部よりの延長による再生/51
　2）再生の機転 ··· 51
3．化　生 ··· 52
　1）化生の意味 ··· 53
　2）化生の分類 ··· 53
4．移　植 ··· 53
　1）移植の分類 ··· 54
　2）移植と拒絶反応 ··· 54
　3）組織の培養 ··· 54
5．創傷治癒・組織内異物の処理 ·· 55

1）創傷治癒 ……………………………………………………………………………………… *55*
　　(1) 肉芽組織の増殖と治癒瘢痕化/*55*　(2) 骨折の治癒について/*56*
2）異物の処理 ……………………………………………………………………………………… *57*
　　(1) 異物の排除/*57*　(2) 器質化/*57*　(3) 被　包/*58*

第7章　炎　症

1．炎症の一般 …………………………………………………………………………………… *59*
1）循環障害と滲出 ………………………………………………………………………………… *60*
2）組織の増殖 ……………………………………………………………………………………… *62*
3）炎症の経過 ……………………………………………………………………………………… *62*
2．炎症の分類 …………………………………………………………………………………… *63*
1）変質性炎（実質性炎） ………………………………………………………………………… *63*
2）滲出性炎 ………………………………………………………………………………………… *63*
　　(1) 漿液性炎/*63*　(2) 線維素性炎/*64*　(3) 化膿性炎/*65*　(4) 出血性炎/*65*
　　(5) 腐敗性炎/*66*
3）増殖性炎 ………………………………………………………………………………………… *66*
4）特異性炎 ………………………………………………………………………………………… *66*
　　(1) 結核症/*67*　(2) 梅　毒/*68*　(3) ハンセン病（癩）/*69*

第8章　腫　瘍

1．腫瘍の一般 …………………………………………………………………………………… *71*
1）腫瘍とは ………………………………………………………………………………………… *71*
2）腫瘍の形態と構造 ……………………………………………………………………………… *72*
3）腫瘍細胞の特色 ………………………………………………………………………………… *73*
　　(1) 細胞の大きさとかたち/*73*　(2) 細胞核/*73*　(3) 腫瘍細胞の染色体/*73*
　　(4) 細胞質/*74*　(5) 極　性/*74*
4）腫瘍の組織学 …………………………………………………………………………………… *75*
5）腫瘍の分類 ……………………………………………………………………………………… *76*
6）腫瘍の発生の諸段階 …………………………………………………………………………… *78*
　　(1) いわゆる前癌性病変/*79*　(2) 癌の初期像/*79*　(3) 腫瘍の増殖と進展/*80*
7）腫瘍の生体に及ぼす影響 ……………………………………………………………………… *82*
　　(1) 局所の病変/*82*　(2) 全身への影響/*82*
8）腫瘍の発生原因 ………………………………………………………………………………… *83*
　　(1) 癌の外因/*83*　(2) 癌の内因/*86*
9）治療と再発 ……………………………………………………………………………………… *87*
2．良性腫瘍 ……………………………………………………………………………………… *87*
1）上皮性良性腫瘍 ………………………………………………………………………………… *88*
2）非上皮性良性腫瘍 ……………………………………………………………………………… *88*

3．悪性腫瘍 ··· 89
　1）癌 ··· 89
　　(1) 扁平上皮癌/89　(2) 腺　癌/89　(3) 未分化癌/90
　2）肉腫 ·· 90

第9章　免疫異常・アレルギー

1．液性免疫と細胞性免疫 ·· 91
　1）液性免疫 ··· 92
　2）細胞性免疫 ·· 92
2．アレルギー ··· 92
　1）Ⅰ型アレルギー ··· 92
　2）Ⅱ型アレルギー ··· 94
　3）Ⅲ型アレルギー ··· 94
　4）Ⅳ型アレルギー ··· 94
　5）Ⅴ型アレルギー ··· 94
3．免疫不全 ·· 94
　1）先天性免疫不全 ··· 94
　2）後天性免疫不全 ··· 95
4．自己免疫異常 ·· 96
　　(1) 全身性エリテマトーデス/96　(2) 慢性関節リウマチ/97　(3) 橋本病/97

第10章　先天性異常

1．先天性異常総論 ··· 99
　1）代謝異常 ··· 99
　　(1) 糖原病/99　(2) 脂質蓄積症/99
　2）奇　形 ·· 100
　　(1) 奇形の原因/100　(2) 奇形成立の時期/104　(3) 奇形の分類/105
　　(4) 奇形の種類/105
2．遺伝性疾患 ··· 107
　1）単純遺伝性の異常 ·· 107
　2）多因子遺伝性の異常 ··· 107
3．染色体異常 ··· 107
　1）染色体の数の異常 ·· 107
　2）染色体の構造の異常 ··· 108

索　引 ·· 109

第1章 病理学とはどのような学問か

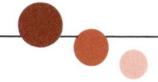

　病理学（pathology）の語源はギリシア語のパトス（pathos）にあるとされている．通常，悲哀や情念と訳されているが，pathology の語源に通じる意味としては，もう少し広く人間の「悩み」を表現する言葉と理解すべきであろう．因みに pathos の対極にある概念がロゴス（logos）であり，神の言葉，理法，理性などと訳されている．

　古くから「病」は人間の「悩み」であり，悩みの原因と成り立ちを明らかにする学問が病理学（pathology）なのである．病気の原因を解明することで，病気を治療する方法を発見することができ，さらには病気の発生を予防することも可能になる．病気の本態を解明するための病理学は，それほどに重要な使命を負った学問であるが，癌や感染症など病理学の対象となる主な疾患が DNA レベルで研究されるようになった現在，疾患を研究する手段としての病理形態学の役割は終わりに近い．しかし，病気の状態を診断して臨床医学に寄与する病理診断学の価値は不変である．胃に不快感を覚えて胃の内視鏡検査を受けた場合，胃の粘膜の一部が採取されて病理診断に提出されることがある．病理診断医は，この標本を鏡検して病変の性質を決定している．つまり，医療の方針を決める重要な仕事を実践している臨床医なのである．

　生検診断とともに病理解剖は，病理診断医にとって重要な仕事である．病気で亡くなられた患者さんの御遺体を解剖して，死亡にいたる過程を解析し，治療の妥当性について検証する仕事である．言葉による説明は簡単であるが，実際は骨の折れる難しい仕事で，満足のいく剖検報告書の作成は困難をきわめる．

　現在行われている病理解剖は，18 世紀の中頃にイタリアの病理学者モルガーニ Morgagni によって完成された．以来，200 年以上にわたって，基本的に同じ方法で病理解剖は行われているのである．科学の進歩によって，内臓に生じる病変は画像として認識することが可能になったが，病変の正確な診断は，病変を直接肉眼で観察し，一部を鏡検することで決定されている．いまだ病理解剖は意義深く，質の高い病理解剖の実践は困難なのである．多くの科学的研究が分析に向かう今日，病理解剖に支えられた病理学は総合を目指す学問として医学の中で重要な位置を占めているのである．

　しかし，多種にわたる疾患の遺伝子的な背景が明らかにされつつある今日，形態学的な方法だけで病気の成り立ちを解明することはもはや不可能であり，新しい免疫学や分子生物学的方法を組み込んだ総合的な対応が求められるようになった．

　現在，病理学は大きく変化しようとしている．病気の成り立ちを追及する手段が大きく変化した結果，病理学という古典的な枠は消滅し，分子遺伝学を軸とした分子病理学が誕生した．一方，臨床医学としての病理診断学も新しい方法を導入して進化をしているが，基本となる根幹は変化していない．第1章を締めくくるにあた

り，日本病理学会が提出した「医療における病理学の役割」から，「医療における病理学業務の内容」についての表を示し，臨床医学に関与する病理学の全体像を理解するための一助としたい．

医療における病理学業務の内容

1. 生　検（生検・手術材料の組織診断，手術中の迅速診断）
   ① 消化管・肝・腎・子宮・乳腺・皮膚・リンパ節・肺・膀胱・喉頭など，診断のために採取された組織片の組織学的検索を行い，病理診断報告書を作成し，臨床科に送付する．
   ② 手術中の迅速組織診断を行い，病変の性状の診断や切除断端における癌浸潤の有無などを判定し，手術方針の決定に参画する．
   ③ 手術により摘除された腫瘍や病変臓器の肉眼的観察による記載，写真撮影，病変部の切り出しを行う．さらに組織学的検索を加えて病理診断報告書を作成し，臨床科に送付する．病変の形態学的診断の確定のみならず，郭清リンパ節の検索など病変の広がりや予後の判定を行う．
   ④ 必要に応じて，電子顕微鏡による観察，組織化学，蛍光抗体法，酵素抗体法など特殊な方法により診断の確定を行う．
2. 細胞診
   婦人性器分泌物，喀痰，胸水，腹水，臓器穿刺材料などについて，細胞診スクリーナーのチェックした異型細胞を判定して細胞学的診断を行う．
3. 剖　検（病理解剖）
   ① 死体解剖保存法に基づき，病理解剖を行い，剖検記録を作成する．このために病理医は死体解剖資格を取得していなければならない．
   ② 肉眼所見と組織所見を総合し，臨床経過や検査データを勘案して，剖検診断書を作成する．
   ③ 臨床病理討議会(CPC)において剖検所見の示説を行い，剖検診断を発表し，診断や治療が適切に行われたかどうかを討議し，医療監査medical auditの役割を果たす．
   ④ 日本病理剖検輯報（日本病理学会刊）に年間の剖検症例の病理診断要約を登録する．
4. その他の研究教育活動
   ① 生検・細胞診・剖検を通じて，症例の全経過を追及し，病因の解明につとめる．
   ② 臨床各科とのカンファレンスを通じて，情報の交換を行い，臨床研修医の教育など診療レベルの向上に指導的な役割を果たす．
   ③ 電算機などの利用により，類似症例を抽出して病因の解明，疫学的検討を行い，人類の福祉に貢献する．
   ④ 生検・細胞診・剖検の記録と摘出臓器・プレパラートなどの整理保管を行う．

（日本病理学会：医療における病理学の役割．1989による）

第2章 疾病（病気）についての基本的な考え方

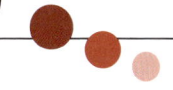

1. 疾病（病気）の概念

　病気とは何かという問いに，健康でない状態と答えたら，健康とはどのような状態であるかという問いが生まれる．WHOが提唱した定義によると，「人間が健康であるということは，心身ともに正常で，社会的にも健康な状態」ということになるが，社会的条件には時代や地域によって大きな違いがあり，健康を評価する基準は複雑である．不登校の小学生や中学生が増加しているが，彼らすべてが病気にかかっているのかというと，答えは簡単ではない．むしろ大多数の不登校児は，少なくとも肉体的には健康そのものなのである．「心身ともに正常」という状態を定義することが極めて困難である以上，「疾病」を定義することも厳密には難しい．フランスの生理学者クロード・ベルナール Claude Bernard は内部環境を一定に保つ「生体の恒常性（ホメオスタシス homeostasis）」が生命維持の基盤を形成していると指摘する．健康な人間の体温，呼吸数，脈拍，血圧などは，一定の範囲内に収まるが，これも生体の恒常性の結果である．

　疾病（病気）とは，極めて大雑把に考えると，生体の恒常性が破綻した状態であり，自覚的には，発熱，痛み，食欲不振，下痢，呼吸困難，感覚異常などによって表現される．また，客観的には，尿や大便の異常，血清の分析結果の異常，画像所見としての異常，心電図や筋電図の異常として認識される．自覚的かつ客観的にとらえられた異常な状態が病気であり，その原因が病因ということになる．

2. 疾病（病気）の分類

　病気とは何かという問題について解説したが，実際の病気は原因も複雑で，発生する障害も多臓器にわたって複合化することが多い．したがって，いくつかの視点から病気を分類することは，各疾患の概略を理解するために，ある意味で都合が良い．

1) 先天性疾患と後天性疾患

　出生前にすでに発生している異常や，原因が成立している病気を先天性疾患と総称する．これに対して，出生後に原因が作用して発生する病気を後天性疾患という．母親の胎内で身体が形成されていく過程に生じる奇形は，先天性疾患の代表的なものである．また，後天性免疫不全症候群（エイズ AIDS）にかかっている母親から生

まれる子どもは，出生時にHIVウイルス（エイズ・ウイルス）に感染する可能性があり，幼児のエイズは広い意味で先天性疾患に分類してもよいかもしれない．

■ 2) 遺伝性疾患と非遺伝性疾患

　生物に固有の特徴が，祖先から子孫に伝わっていく現象を「遺伝」と定義する．伝承される特徴は「遺伝形質」，伝承の媒体を「遺伝子」という．遺伝子はDNAで構成され，DNAが蛋白結合によって集合したものが染色体である．遺伝性疾患とは，染色体の異常や遺伝子の異常によって発生する病気である．遺伝子異常は，単一の遺伝子異常と，いくつかの遺伝子の複合的な異常に分類されるが，複合的な遺伝子異常に基づく疾患の解析は困難で，十分に解明された病気は少ない．

　非遺伝性疾患は遺伝の関与が否定されている疾患であるが，将来研究が進むと多くの疾患が遺伝性疾患となる可能性があり，純粋の非遺伝性疾患は存在しないこともあり得る．

■ 3) 全身性（系統的）疾患と限局性疾患

　血液や血管，神経などを介して全身に病態が波及する疾患を全身性疾患という．たとえば，細菌の増殖が血液の中にまで及ぶ敗血症や，血管の壁が炎症性に広範囲で破壊される血管炎，異常な蛋白が全身の臓器に沈着するアミロイドーシスなどは全身性疾患の代表である．これに対して，外傷や各臓器に発生する良性腫瘍は，病変が局所に限られた限局性疾患に分類される．胃癌なども早期の病変は限局性の疾患に分類されるが，進行して転移が生じると限局性疾患とは言いがたくなる．病気の進行度によって分類も変化するのである．

■ 4) 器質的疾患と機能的疾患

　病気が発生した結果，臓器や組織に形態の変化が認められる疾患を器質的疾患といい，認められない疾患を機能的疾患という．言葉で説明すると簡単になるが，なかなか難しい問題を含んでいる．形態の変化といっても，肉眼的な変化なのか，光学顕微鏡的変化なのか，電子顕微鏡や遺伝子レベルの変化なのか，基準が曖昧である．機能的疾患としては，ノイローゼなど一部の精神疾患があげられるが，医学の進歩とともに機能的疾患に分類されていた病気に器質的な異常が発見されることもあり，真に機能的な疾患がどのくらいあるのか疑問に思われる．しかし，器質的，機能的という医学用語は理解しておくべきであろう．

■ 5) その他の分類

　互いに関係の深い複数の病態が同一の個体に発生した場合，先行した病態を原発性（一次性）といい，ともなって発生した病態を続発性（二次性）というが，実際に原発性，続発性を冠して呼ばれる病態は比較的少ない．例をあげて解説すると，原発性胆汁うっ滞性肝硬変症という病気があるが，比較的末梢の細い胆管が自己免疫の機序で破壊される疾患で，結果として肝臓内に胆汁のうっ滞がおこり，肝硬変症に陥る．この疾患の胆汁うっ滞は細胆管の炎症性破壊が原因であり，総胆管癌な

どによって胆汁の流出が障害された閉塞性黄疸とは発生機序が異なる．したがって，原発性を冠した病名となっている．

このほかにも，原発性アルドステロン症，原発性免疫不全症候群などの疾患がある．

病悩期間によっても急性疾患と慢性疾患に分類することができる．急性アルコール中毒と慢性アルコール中毒は解りやすい例であろう．このほかに，知っておくべき医学用語として，「特発性」という言葉がある．「原因不明」とほぼ同義であるが，ある程度原因が解明されても，慣用的に使用されている場合もある．

3．疾病（病気）の症候（症状）と経過

病気によってひきおこされる病的な現象を症候（症状）という．患者が自分で感知できる異常を自覚症状という．これに対して，患者は自覚できないが，医師や医療に関係する第三者が検査などによって指摘できる異常を他覚症状という．また，胃に発生した癌が進行して食べ物の通過が障害された場合，これは直接症状に分類され，胃癌が肝臓に転移して黄疸が出現した場合，これは間接症状に分類される．しかし，症状を直接，間接に分類することはほとんど行われておらず，癌の場合は原発病変と転移の区別が重要である．一般に，病気の経過をみると，特に自覚症状が認められない潜伏期，発病初期（前駆期），進行期，最盛期（極期），消退期，回復期に分けられる．

風邪をひいたときのことを思い出してみるとよく理解できる．初期のだるさや咽喉の痛みなどが潜伏期や発病初期に相当し，発熱や関節の痛みが進行期や極期に相当する．その後，解熱して消退期に入り，食欲が回復して治癒する．発病から回復に至るまでの経過時間の長短によって疾病を急性，亜急性，慢性に分類することは一般的によく行われている．急性疾患は全経過が1カ月から2カ月までの病気で，子どもの急性糸球体腎炎では完全治癒まで約2カ月の経過が必要である．急性疾患が慢性疾患に移行することもある．すべての病気が最初から急性，慢性に分類されているのではなく，臨床経過からみた結果的な分類である．

人間の病気は，回復が可能なものと不可能なものに大別される．回復が不可能な病気の代表が癌である．癌を発病しても，自覚症状のない早期に治療を受ければ，回復できるが，高度に進行した癌は現在の医学でも治療は困難で，回復は難しい．多くの患者が癌で死亡しているが，回復できずに死の転帰をとる疾患を**予後不良の疾患**という．これに対して回復できる疾患を**予後良好な疾患**といい，元の健康状態に回復する**完全治癒**と，障害が残る**不完全治癒**に分類される．

第3章 病因

1. 病因の一般

　疾病は，内因と外因の複合した組み合わせによっておこるものである．しかし外因が圧倒的に強い場合は，たとえば原爆症のような放射能障害やペストの大流行などのように，内因の有無にかかわらず発症することもある．

　一般的には，内因によって準備状態が先行しているときに外因が加わり疾患が成立することが多い．たとえば免疫不全症があったりすると，容易に重篤な感染症に罹患したり，悪性腫瘍になったりしやすい．免疫不全症という内因は，遺伝子の異常によることもあれば，ある先行する病変があって薬物投与やウイルス感染などによっておこることが知られており，個体のもって生まれた体質と，生後の生活環境との相関によって内因性因子はできあがってくる．したがって発病には複数の因子が関与し，1つの内因は外因をひき寄せ，さらに加わった外因により新たな内因的変化が惹起するといった相互関係によって，疾病の原因は構成される．

　そこで1つの疾病の成立にもっとも大きな原因として作用しているものを**主因**と呼び，主因の働きを助長する病因を**副因**または**誘因**と名づけている．

2. 内因

■ 1) 素因と体質

(1) 素因

　素因とは疾病になりやすい内在的状態をいい，年齢，性，人種，臓器などの条件が種々関連しあって形成される．

　(1) **年齢**：年齢層によって罹患しやすい疾患がある．新生児では奇形と代謝異常が多く，また呼吸障害として羊水吸引や，肺硝子膜症などがある．そのほか分娩障害による脳性麻痺や斜頸，胎児期感染性の先天性梅毒や風疹などもこの時期に特有な疾患である．

　乳児期以降の小児期には，麻疹や水痘などの感染症や代謝異常が多くみられるほか，小児の悪性腫瘍が目立ってくる(腎臓のウィルムス Wilms 腫瘍，肝芽腫，網膜芽腫，白血病など)．

　壮年期以降は生活習慣病（高血圧，動脈硬化症，糖尿病，癌など．かつては成人病といった）が増加する．

(2) **性**：男女の性差による疾患分布の差は，主として内分泌機能との関連によるものが多い．その他，自己免疫病（関節リウマチ，全身性エリテマトーデス，皮膚筋炎，シェーグレン Sjögren 症候群）は女性に多く，心臓血管病，とくに動脈硬化性のもの（心筋梗塞，脳軟化症）は男性に多い．癌では，肺癌，食道癌，肝癌は男性に多いが，これは生活習慣の差によるものである．その他，女性に多いものとしては，胆石症，鉄欠乏性貧血，骨粗鬆症などがある．

(3) **人種**：人類は，個々人によって遺伝的背景は異なっているが，種族や地域によってかなり共通した素因がみられる．それは，共有する生活様式や気候風土と，近似した遺伝的背景による．たとえば日本人には，胃癌と子宮癌が多いが，西洋人には大腸癌と乳癌が多い．また日本人には動脈硬化性疾患のうち，脳卒中が多く，西洋人は心筋梗塞が多い．しかし，同じ日本でも，地域によって，たとえば脳血管障害は東北地方に多く，成人T細胞白血病は九州地方に多いということがある．

(4) **臓器**：臓器の種別によって疾病に対する素因が異なる．それは臓器の構造と機能に関連するのは当然であるが，感染などの外因的条件と組織に対する親和性の相違ということもある．同じウイルスでも，ポリオウイルスは脊髄前角細胞をおかすが，日本脳炎ウイルスは大脳灰白質の神経細胞に感染する．また腸チフス菌は小腸に，赤痢菌は大腸に病巣をつくるといった相違がみられる．これらには病原体の生活様式と感染経路が関係し，また臓器側からは病原体が生息しやすい性質を保有しているかどうかと関連している．胃癌は胃小彎に多く，子宮癌では頸部に多いが，これらの臓器素因はいまだ明らかではない．

(2) 体　　質

体質は，遺伝子によって規定され，環境によって修飾をうけた形態および生理学的，精神的機能の特性をあらわしている．体質的特徴が正常の範囲を超えた場合を**異常体質**といい，病的状態に陥りやすい．

体質は形態的には，肥満型とやせ型に分けられ，機能的面からは，滲出性，アレルギー性および特異体質などに分けうる．精神的面からは，分裂病型や躁うつ病型などに分けられている．

滲出性体質とは，皮膚や粘膜に滲出性炎症をおこしやすい体質で乳幼児に多い．アレルギー体質とは，生理的生活環境においてもアレルギー性変化をおこしやすい体質で，特異体質とは，ある種の薬剤や食物などに対し特異な生体反応を示す体質をいう．たとえば，解熱剤やペニシリン投与のあとに，悪心嘔吐，薬疹が出て，はなはだしい場合にはショック状態に陥る．これは，免疫反応の1つであるアナフィラキシーとして説明され，全身性のアレルギー反応の一型でもある．

> **注** ●● **体質**：昔から胸腺リンパ体質という言葉がある．胸腺肥大または遺残，リンパ装置の肥大，副腎皮質の発育不良などのある場合をいい，疾病に対する抵抗力が弱く，ショックなどに陥り急死しやすいといわれている．これに対し，リンパ組織や胸腺が大きいのは急死したためであって，ある一定の経過をとって死亡した場合のように，胸腺リンパ組織が萎縮する時間がないからであるとし，このような体質の存在に疑義を唱える人も

ある.

2) 遺　　伝

　個々の人間の素因や体質は，ほとんどすべてが遺伝によって決められている．したがって，遺伝が内因の本質と理解することができる．一般に遺伝する生体の特徴は遺伝子の働きによって決められるが，特定の遺伝子が集合して染色体が形成されている．ヒトの染色体は父・母から由来する22対の相同染色体（常染色体）と2本の性染色体の合計46本の染色体で構成されている（図3-1）．常染色体には，大きさの順に1番から22番まで番号が付けられている．性染色体は，女性の場合は相同のXX染色体からなり，男性の場合は大きさの異なるXY染色体で形成されている．遺伝性疾患は，染色体の数や形態の異常による疾患と，遺伝子の異常による疾患に大別されるが，さらに遺伝子異常は単一遺伝子の異常による疾患と多遺伝子異常による疾患に分類される．

　常染色体の異常による疾患としては，21番染色体が1本多い（21トリソミー）ために発生する**ダウン（Down）症候群（蒙古症）**，18トリソミー症候群，13トリソミー症候群があり，知能障害や心臓の奇形，特有の顔貌などを認める．

　性染色体の異常による疾患としては，X染色体が1本だけか，45Xの細胞と46XXの正常細胞がモザイクになっているターナー（Turner）症候群，正常男性の性染色体はXYからなるが，X染色体が2本以上あるクラインフェルター（Klinefelter）症候群，そのほかにXXX症候群，XYY症候群などがある．いずれも性腺の障害や第二次性徴の発現不全があり，知能低下をみることが多いが，XYY症候群では身体的異常は認められない．

　染色体の異常をともなわない遺伝性疾患としては，単一遺伝子の異常による疾患がある．単一遺伝子の異常が，相同染色体（常染色体）の一方に発生しても，対を

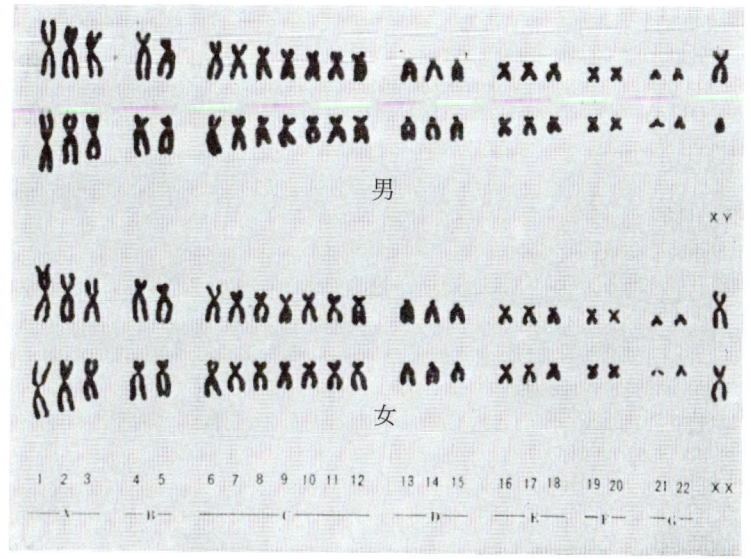

図 3-1　正常染色体図

形成するもう1つの遺伝子が正常に機能すれば他方の異常を補うことが可能で，疾患は発生しない．したがって，単一遺伝子の異常によって発生する疾患は，基本的に劣性遺伝の形式をとることになる．しかし，常染色体優性遺伝形式を示す疾患も多く，遺伝子の異常によって二次的に生じる蛋白の異常や機能の異常を考慮した疾病の成立が考えられている．

性染色体のX染色体上の遺伝子に異常が生じると，男性の場合は発病することになるが，女性の場合はもう1つの正常X染色体が存在するために発病しないことが多い．

■3) 内　分　泌

生物が生命活動を円滑に営むために，細胞と細胞の間の連絡が緊密に行われることはきわめて重要である．細胞間の情報伝達ということであるが，主な伝達様式を図示してみる（図3-2）．接合した細胞が相互に情報を交換する場合や，神経伝達そのものに情報伝達の重要な仕組みが存在しているが，ある特定の細胞がつくり出す情報が血液によって運ばれて特定の受容体（レセプター）を持つ細胞に働く場合，この現象を内分泌といい，情報をホルモンという．

ホルモンはペプチド蛋白ホルモン，アミンホルモン，ステロイドホルモンの3種類に分類される．各種ホルモンはきわめて少量でも十分機能的に働くようにできているが，産生の過剰に対しては分泌を抑制する仕組みが働き，不足に対しては促進するような機構が用意されており，常に一定の生理的な均衡状態が保たれているのである．しかし，何らかの異常によって血中のホルモン量に過不足が生じると，それが原因で疾患が成立する．内分泌疾患と総称される病態で，機能亢進症と機能低下症に分類される．

機能亢進症の原因としては，内分泌腺の過形成や腫瘍（腺腫，癌），特定のホルモンを産生する機能を獲得した腫瘍（癌）の発生，過剰な分泌刺激，ホルモンを不活

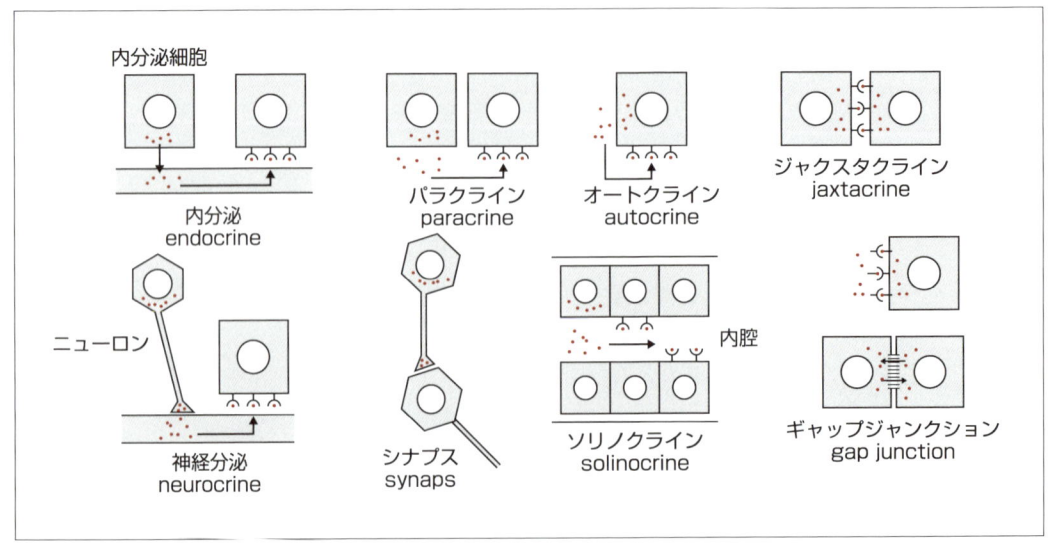

図3-2　細胞間の情報伝達様式（新病理学総論．第16版，南山堂，1998．による）

性化する仕組みの障害などが考えられる．機能低下症の原因としては，感染，循環障害，腫瘍などによって内分泌腺が破壊された場合，内分泌腺の先天的な無形成や低形成，分泌刺激の低下，標的臓器のホルモン感受性の低下などがある．

　以上，簡単にホルモンとその異常による病気について解説したが，多くは遺伝に関係した異常を背景に持っている．病気の内因として「遺伝」と併記したが，内分泌を独立した因子と理解することは妥当性を欠く．同様のことが次の免疫についてもいえる．便宜的に併記するのであって，実際の病気の内因を理解するためには少なくとも遺伝，ホルモン，免疫の3つの視点を総合する必要がある．

4）免　　疫

　同じ感染症には二度かからないという経験的な事実を表現する概念として免疫学は出発した．生体には身体の外部から侵入してくる病原体に対して，これに抵抗し排除する能力が備わっている．たとえば弱毒化した天然痘のワクチンを予め接種しておけば天然痘の発病が阻止できることは周知の事実となっている．このような免疫の仕組みが研究によって明らかにされていくと，免疫の機構が関係する生物現象は膨大なもので，ほとんどすべての病気に免疫学的反応や異常が関与していることが明らかになってきた（第9章免疫異常・アレルギー参照）．

　現在，免疫の基本は個々の生命体が自己と非自己を正確に区別する仕組みであり，細胞性免疫と液性免疫とからなっていると理解されている．これまでに判明している免疫機構の概略を説明し，病気を理解するための基盤を提供したい（図3-3）．

　免疫の主役は血液細胞で，共通の母細胞である血液幹細胞から機能分化して独自の役割を果たす細胞集団を形成していく．リンパ球も血液幹細胞から分化誘導されてくると考えられている．骨髄中に存在するリンパ球系の幹細胞が，胸腺内で胸腺上皮や間質細胞の働きを受けることでTリンパ球が誘導される．同様に骨髄の間質細胞との相互作用によってBリンパ球が誘導されると考えられている．

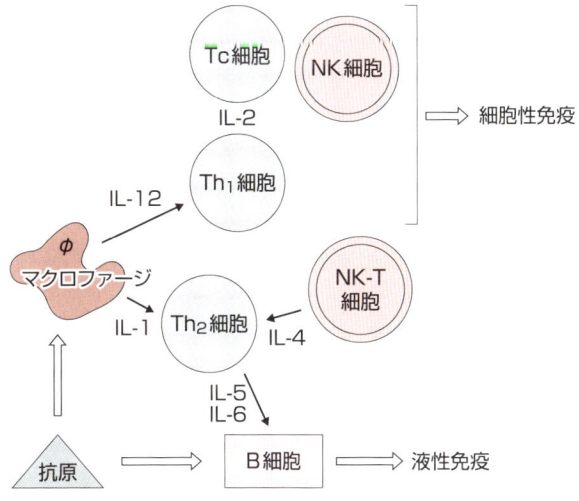

図 3-3　細胞性免疫と液性免疫の成立過程

(1) Tリンパ球

　Tリンパ球は細胞の表面マーカーと機能の違いによって，CD 4$^+$，CD 8$^-$のマーカーを有するTh細胞とCD 4$^-$，CD 8$^+$のマーカーを有するTc細胞に大別される．Th細胞は他のリンパ球を活性化させる働きがあるが，産生するサイトカインの相違によってTh 1リンパ球とTh 2リンパ球に亜分類されている．Th 1リンパ球はインターロイキン2（IL-2）やインターフェロンγを産生し，遅延型過敏反応をひきおこしたり，Tcリンパ球の反応を促進する働きがある．また，Th 2リンパ球はIL-4, IL-5, IL-6, IL-10などを産生して抗体応答を活発化する．これらTh 1リンパ球とTh 2リンパ球の間には，Th 1によるTh 2の機能促進効果とともにTh 2によるTh 1の機能抑制があり，相互に機能を調整するサプレッサーTリンパ球活性も認められる．

　一方，Tcリンパ球は細胞傷害性Tリンパ球とも呼ばれ，ウイルス感染を受けた細胞が表面に抗原を呈示している場合，直接その細胞を攻撃して破壊する働きがある．また，Tcリンパ球の一部は過去の感染や抗原刺激を記憶して，再び同じ刺激が発生した場合に速やかに対応することができる記憶Tリンパ球に分化することが知られている．

　注●● サイトカイン（cytokine）：免疫の仕組みを円滑に機能させるために働く細胞間伝達物質（非抗体性蛋白質）の総称で，インターロイキンもこの中に含まれる．周囲の細胞や自己細胞に作用して複雑な遺伝子の発現を調節している．作用する環境や局所の濃度などに影響され，働きが重複したり，正反対になったりして複雑な免疫系のネットワークの機能を微妙にコントロールしている．

(2) NK細胞

　各種免疫系の臓器や組織に存在する大型のリンパ球様細胞（large granular lymphocyte）には，抗原刺激を必要としないで直接標的の細胞を攻撃する働きがあることが発見され，NK細胞（natural killer cell）と命名された．この細胞は特定の腫瘍細胞や，ある種の正常細胞に対してTcリンパ球様の細胞傷害活性を示すことが知られている．

　現在，NK細胞はTリンパ球と同一の起原を有すると考えられているが，胸腺のないヌードマウスにも存在している．

(3) Bリンパ球

　Tリンパ球とともに免疫現象の中心的な役割を果たすBリンパ球にはTリンパ球のような明確な役割分担を示す細胞群はなく，幼若なBリンパ球が抗体を産生する形質細胞まで分化していく過程として，種々の段階のBリンパ球が観察されている．Bリンパ球の成熟過程は，特定の免疫グロブリン遺伝子の再編と活性化によって抗体ペプチドが産生され，産生された抗体が細胞膜の表面に呈示される段階から，最終的に細胞から分泌される形質細胞の段階まで連続的に展開されている．

(4) 単球・マクロファージ

単球・マクロファージは異物（抗原）を捕食して消化し，結果的に細胞の表面に抗原ペプチドの断片をつくり，抗原をTリンパ球に呈示する働きがある．

抗原刺激を受けたThリンパ球はインターフェロンγを産生し，これがマクロファージの食活動をさらに活発にする．一部のマクロファージは特定の臓器に定着して固有の機能を営んでいる．肝臓のクッパー（Kupffer）細胞，肺胞マクロファージ，中枢神経系のミクログリア細胞などがそれに相当する．

以上，免疫反応に関与する主な細胞についてその働きを簡単に述べたが，このほかにも樹状細胞や好中球をはじめとする多核白血球が関与してネットワークを形成し，抗体を産生する液性免疫の機構と，細胞を直接攻撃する細胞性免疫の機構を維持活性化させているのである．これらの免疫機構は基本的に生体にとって有利に働くものであるが，場合によっては免疫の仕組みそのものが有害な結果をもたらすことがある．**自己免疫疾患**はその代表で，個体に備わっている免疫機構の異常が原因で自己細胞や自己の組織に対して免疫反応が発生する難治疾患である．

■ 5）心因性疾患

臓器や各種の組織に器質的な障害がなく，心理的な要因が原因で発症する疾患を総称して心因性疾患という．心因性胸痛，心因性下痢，心因性頭痛などがある．これは，精神的肉体的ストレスが過剰になると，視床下部・下垂体系を通じて内分泌ホルモンのバランスがくずれ，ホメオスタシスの維持に変化を与えるという，ハンス・セリエ Hans Selye の**ストレス学説**が理論的根拠になっている．心身症ともいう．

3. 外　因

外からの力が，生体の防御力を超えて作用し，生体の恒常性が乱されたときは，病気がおこる．この外からの力を外因という．しかし個体により，防御力や抵抗性は異なるので，同じ外因が作用しても必ずしも発病するかどうか，また病気の程度も個体により差がある（個人差）．また外因は，生体の恒常性のレベルを変える（ある病原体に対し免疫を獲得すると病気に罹患しがたくなる）ことがあるので，同じ外因でも，同じ病気を同じ程度におこすとは限らない．病気の外因は，外の環境からくるものであるが，近代においては，外環境が人工的に著しく変えられつつある（環境汚染 environmental pollution，p.21参照）．

外因は，栄養素の不足と過剰（供給障害），物理的・化学的・生物的病因の4つに大別される．

■ 1）栄養素の不足と過剰（供給障害）

生体は，構造の維持や生体機能恒常性の保持など生命活動に必要な最低限度量の

表 3-1 日本人の国民栄養摂取の標準（成人 1 日量）

エネルギー量	1,954 kcal
蛋白質	73.4 g（うち動物性 39.9 g）
脂質	55.3 g（うち動物性 27.2 g）
炭水化物	274 g
Ca 550 mg, Fe 8.2 mg, 食塩 11.5 g	
ビタミン A 981 μgRE, B_1 0.89 mg, B_2 1.22 mg, C 106 mg	
エネルギー中に占める比率 蛋白質 15.1%, 脂質 25.2%, 炭水化物 59.7%	

（厚生労働省平成 13 年国民栄養調査による）

エネルギーと栄養素を摂取しなければならない．特に，発育や妊娠などのときには十分な栄養素をとらねばならない．そうでないと栄養不足に陥り，疾病の素地をつくる．また栄養摂取が過剰になっても，脂肪が蓄積し肥満（obesity）となり，動脈硬化症や糖尿病の原因となりやすい．

日本人の標準的な 1 日の栄養摂取量は**表 3-1** のごとくである（平成 13 年国民栄養調査による）．

(1) 飢餓（starvation, hunger）

エネルギーが長期間にわたって不足すると，体内の貯蔵グリコーゲンや脂肪がまず消費され，さらに構造素材である蛋白質もエネルギー源として流用され，燃焼する．このとき，体重とともに肝臓，腎臓，心臓などの重量も減るが，脳は最後まで減らない．これを**絶体飢餓**という．

ヒトは水を飲まないと 3 週間で死に至るが，水をとっていると 60 日ぐらいまで生きることができる．また栄養の一部に不足があると，不足する栄養素の種類により特定の障害がおこる．

(2) 蛋白質

蛋白質の不足により，血漿蛋白質の低下とくにアルブミン量の不足が生じると浸透圧が下がり，浮腫をきたす（飢餓浮腫 hunger edema）．実質細胞は萎縮し，機能が衰える．小腸では上皮の吸収能が衰え，肝細胞の解毒機能は低下し，貧血がおこり白血球の防御力も下がる．

(3) 脂質

脂肪酸のグリセリンエステルのなかには，リノール酸，リノレン酸，アラキドン酸など，生体活動に不可欠なものがある．また，脂質はビタミン A，D，E，K などの溶媒としても必要である．コレステロールなどは細胞膜に欠くことができない成分であり，またステロイドホルモン（性ホルモン，副腎皮質ホルモン）の素材としても重要である．したがって栄養素としての脂質が吸収されない状態，たとえば閉塞性黄疸による胆汁酸の不足などでは多くの病的状態の原因となる．

(4) 炭水化物（糖質）

大多数の民族は，炭水化物をエネルギー源の主力としている．その代謝回転はきわめてすみやかである．最近，非吸収性の炭水化物である植物繊維の役割が大腸癌の発生率を減らすことと関連して話題になっている．穀物や野菜の繊維は，腸の運動を促進し，腸内容の排泄をよくする．

(5) ビタミン

ビタミン（vitamin）は水溶性と脂溶性に大別される．ビタミンCとB複合体は水溶性，ビタミンA，D，E，Kは脂溶性のビタミンである．ビタミンの欠乏症には，食事による摂取不足が原因する場合と，ビタミンの吸収や輸送，貯蔵の障害が原因で発生する場合がある．脂溶性のビタミンは体内に貯蔵される傾向が強いが，水溶性ビタミンは貯蔵傾向に乏しく，摂取の不足により欠乏症になりやすい．

(1) ビタミンA：欠乏による疾患としては，夜盲症や眼球乾燥症があり，失明することもある．

(2) ビタミンD：主な機能は骨組織の生理的な石灰化に必要な血中のカルシウムとリン酸の値を維持することである．欠乏により，小児ではくる病，成人では骨軟化症を発症する．

(3) ビタミンE：生体内で過酸化物が発生することを抑制する働きがあり，欠乏によって脊髄小脳変性が発症したり，消耗色素のセロイドが腸管の平滑筋組織に沈着する．

(4) ビタミンK：肝臓におけるプロトロンビン（血液凝固第II因子）や血液凝固第VII因子，第IX因子，第X因子の形成に関与しているので，欠乏によって出血傾向が生じる．

(5) ビタミンB_1（チアミン）：欠乏によって脚気（beriberi）を発症する．主に心臓，末梢神経，脳が障害される．脳では乳頭体，視床下部，視床などに出血壊死がみられ，ウェルニッケ・コルサコフ（Wernicke-Korsakoff）症候群と呼ばれている．

(6) ビタミンB_2（リボフラビン）：欠乏により胃炎，舌炎，口角炎，皮膚炎が発症する．

(7) ビタミンB_6（ピリドキシン）：欠乏すると皮膚炎，口角炎，舌炎，多発ニューロパシーを発症する．

(8) ナイアシン：欠乏により痴呆，皮膚炎，下痢を主症状とするペラグラを発症する．

(9) ビタミンB_{12}：葉酸の代謝に関与し，DNAの合成に重要な働きをしている．脊髄伝導路のミエリン化にも関与しており，欠乏すると巨赤芽球性貧血，脊髄伝導路の変性が生じる．巨赤芽球性貧血は葉酸の欠乏によっても発生する．

ビタミンB_{12}の欠乏は摂取の不足のほかに，吸収の障害によっても発生する．ビタミンB_{12}は回腸から吸収されるが，その際，胃の壁細胞から分泌される内因子と結合する必要がある．したがって，内因子が欠乏するとビタミンB_{12}の吸収ができなくなり，欠乏状態に陥る．自己免疫の機序で内因子に対する抗体が形成される**自己免疫**

性胃炎の症例ではビタミン B_{12} の吸収障害による巨赤芽球性貧血が発症し，これを**悪性貧血**と呼んでいる．

(10) **ビタミンC**（アスコルビン酸）：まったく体内で合成されることのないビタミンで，すべて食事によって摂取される．欠乏すると**壊血病**を発症し，出血傾向がみられる．

(6) 無機塩類（minerals）

体のなかに比較的多い金属としては，ナトリウム，カリウム，カルシウム，マグネシウム，鉄などがあり，微量ではあるが不可欠の金属としてはコバルト，銅などがある．これらはいずれも細胞の内外にあって，細胞の構造と機能の維持に重要な働きを担っている．

ナトリウムはNaClのかたちで細胞外に多く，組織液や血液の浸透圧と血量を支配しており，カリウムは細胞内に多く，細胞の生理機能と関連する．ナトリウムは，過剰になると高血圧や浮腫の原因となり，カリウムは不足すると心停止をおこすことがある．カルシウムの不足は骨や歯の発育不全，骨軟化症になる．その代謝には，上皮小体，ビタミンD，腎臓などが深くかかわっている．著明に不足するとテタニーをおこすことが知られている．

鉄の不足は，鉄欠乏性貧血をおこし，その過剰は，血鉄症や**ヘモクロマトーシス**の原因となり，銅の過剰は，**ウィルソン（Wilson）病**と関連する．これらの異常は栄養素としての摂取の過不足というより，担体蛋白とか酵素系の障害に負うことが多い．

> 注 ●● **ウィルソン病**（Wilson disease）：銅代謝異常のため，血中セルロプラスミンの減少，尿中への銅排泄増加，肝臓や脳などへの銅沈着がみられる．そのため肝硬変や錐体外路系の変化が出現する．

(7) カルシウム

カルシウム代謝には，ビタミンDと副甲状腺ホルモンがもっとも大きく関与している．副甲状腺機能亢進症では，高カルシウム血症をおこし，骨粗鬆症をきたす．またビタミンD過剰症でも骨に同様の変化をきたす．このような場合，組織へ石灰が沈着する（肺，腎臓，胃など）．

しかし，高カルシウム血症がなくとも，結核の乾酪化巣や腫瘍の壊死のあとに，二次的に石灰の沈着することがある．

> 注 ●● **骨粗鬆症**（osteoporosis）：骨組織の基質に沈着しているカルシウムが，血中に動員されるため，骨梁がやせて細くなり，X線などでみると骨髄が疎になり多孔性にみえることをいう．骨多孔症ともいう．

(8) 水

水に関連した症候には，脱水と水中毒がある．

A）脱　　水

脱水（dehydration）は水の供給や摂取が不可能な場合（嚥下障害，昏睡，食道狭窄など），過剰な発汗，下痢，不適切な輸液などが原因としてあげられる．皮膚，粘膜の乾燥，高比重の乏尿，高ナトリウム血症，血清浸透圧の上昇，血清蛋白やヘモグロビン値上昇，さらに細胞の内から外へ水が移動し，細胞内脱水がおこり，神経症状があらわれる．

B）水　中　毒

輸液などによる水分の過剰投与，腎不全や手術後などで水分排泄に障害がある場合に水中毒（water intoxication）となり，血清浸透圧の低下，低ナトリウム血症，ヘモグロビンや血清蛋白の低下がみられ，頭痛，吐気，脱力，けいれん，錯乱，昏睡などに陥る．

■ 2) 物理的病因

(1) 機械的損傷

外から急に十分大きい力が加えられるときは，組織の挫滅，伸展をきたし，構造の破壊や歪みをおこす．出血も加わる．スキーのけがのように，捻転効果だけで骨に亀裂ないし離断がおこり，腱や血管の過伸展により出血をともなう機能障害があらわれる．また鈍的圧力で筋に広い挫滅がおこると，流出するミオグロビンが尿に排出され，のち無尿となりショック状態に陥る（挫滅症候群 crush syndrome）．

軽い圧迫が繰り返されるだけでも，骨に萎縮がおこる（大動脈瘤による脊椎骨の圧迫）．また結石滞留で粘膜欠損がおこり，カテーテル挿入により圧迫部位粘膜にびらんないし潰瘍が生ずる．

(2) 温　　度

A）高　　温

高温多湿環境下で長時間の作業を続けると，熱中症になる．これは皮膚や肺からの熱放散が困難なためで，体温が上昇し，40℃以上の高熱とともに意識混濁をきたす．直射日光曝露でみられる日射病もほぼ同一の現象である．

局所への高温曝露では，50℃以上では2〜3時間ののちに蛋白凝固がおこり，組織壊死をきたす．さらに高温では，炭化に至る高度の熱傷となる．熱傷は，**表3-2**のごとく4期に分けられる．

全身体表面の20%以上が熱傷におかされると致命的とされる．ショックによる循環虚脱状態，蛋白分解による自家中毒などに，重篤な感染症による全身合併症が続

表 3-2　熱傷の分類

1度	紅斑（皮膚血管の麻痺性拡張による）
2度	水疱形成（血管の透過性亢進のため，上皮下に組織液がたまる）
3度	潰瘍化（熱凝固および血管損傷による組織壊死による）
4度	炭化

表 3-3　凍傷の分類

1度	俗に"しもやけ"といわれる．温めたとき収縮していた血管が拡張し紫藍色となる．
2度	水疱形成．血管の透過性が高まり，組織液が表皮下にたまる．
3度	血行停止．血管麻痺のため，血液の停滞，血栓形成，組織壊死を生ずる．
4度	完全な凍結による壊死となる．

くことによる．

B）低　　温

人の体温は，ほぼ37℃に保たれているが，25℃の低温限界を過ぎると，心肺活動が低下し，酸素欠乏のために意識が失われ，凍死する．

局所性に低温が働いた場合は，凍傷がおこる（表3-3）．

(3) 放　射　線

放射線としては，X線やγ線の電磁放射線と，α線，β線，電子線，中性子線，陽子線，重陽子線などの粒子線がある．いずれも細胞の分子を励起して電子を放出させ，電離（イオン化）を生ぜしめる．これが一次作用とすれば，その後に電子を失い電離された分子は高い化学的活性を与えられ，次つぎに反応をおこして，二次的にさまざまな生物学的変化を生ぜしめると考えられている．

放射線に照射された細胞はなんらかの障害をうけ，極端な場合は死に至る．すなわち，核分裂を介して死に至る核分裂死といわれるDNA分子レベルの損傷にともなう細胞死（mitotic death）と，分裂間期に，放射線による初期障害が細胞内代謝により拡大増幅されて死に至る間期死（interphase death）とがある．

一般に細胞の放射線感受性は増殖能に比例し，細胞の成熟度（分化の度合）に反比例する．したがって，骨髄，リンパ節，生殖腺などは強い障害を受けるのに対し，神経，肝臓，腎臓，筋などは被害が少ない．高度の貧血，免疫不全，生殖不全などが代表的な放射線障害で，原爆症の亜急性期には，これらによる重篤な症状によって多数の人命が奪われた．

そのほか，後発変化として各種の悪性腫瘍，とくに白血病，悪性リンパ腫などの発生の多いことが知られている．

(4) 光　　線

太陽光線は可視光線，紫外線，赤外線などからなる．このうち傷害作用のあるのは紫外線である．紫外線は，皮膚の紅斑，落屑，色素沈着をもたらす．その際，表皮細胞核のDNAに軽度の傷害を与えるが，通常は修復機構により修復される．**色素性乾皮症**（xeroderma pigmentosum）の人では，この修復機構に欠陥があり，上記の著明な皮膚傷害から皮膚癌に至る変化のおきることが知られている．

(5) 音　　波

通常の可聴音でも，強さと持続時間が一定限度を超えると聴力障害がおこる（鋲打ち作業）．超音波による振動は，低振動の音波によるよりも大きな生物学的反応をおこさせる．

(6) 電　　気

落雷など直流電流による電撃では，皮膚に電撃紋を生ずることが知られている．経路の抵抗で熱を生じ，電気分解をきたし，心臓や呼吸中枢麻痺で致死する．高圧交流電流にも類似の作用があるが，直流よりは交流のほうが生体に与える影響は大きく100V程度でも心停止，呼吸停止のおこることがある．

(7) 気　　圧

河川の橋梁，海底トンネル工事などの際，水を排出するために数気圧にした潜函のなかで働いていたものが，浮上して急に1気圧にもどされると，血中または細胞に溶けこんでいた空気，とくに窒素が気泡となり，毛細血管を閉塞する．とくに中枢神経がおかされれば致死的である（**潜函病**　caisson disease）．窒素は脂肪組織によく溶けるため，脂肪組織が気泡によって破壊されて生じた脂肪栓塞も死亡原因になるといわれている．

持続的な低気圧，低酸素状態（およそ5,000 m 以上）では，酸素欠乏による全身症状（頭痛，めまい，筋力・思考力低下）を示す高山病がおきる．この環境に順応すれば，代償的に多血症，骨髄細胞増殖などがあらわれる．

3）化学的病因

毒物の生体に対する働きとして，2つの場合が考えられる．1つは接触による障害であり，他は血中に吸収されて後におこる障害である．両者を兼ね備えている場合もある．いずれにしても生体反応として，毒物の接触に対しては局所的変化を，吸収後作用する毒物に対しては中毒性の全身的な変化を示すことになる．

(1) 接触による障害

これらは腐蝕毒として一括される．このなかには，塩酸，硫酸，硝酸などの酸類や，昇汞などの蛋白凝固性の物質，苛性ソーダ（水酸化ナトリウム）や苛性カリ（水酸化カリウム）のように蛋白質を溶かすもの，さらにホルマリンガス，亜硫酸ガス，塩素ガスなど，接触面（気管・気管支粘膜）の水分に溶けて障害を与える物質もある．気体では，戦争中に毒ガスとしてつくられたマスタードガス（イペリット）があり，経気道的に入り，強い炎症をおこし，喘息様の発作をおこす．

(2) 中　　毒

毒物は，気体，液体，固体などのかたちで体内に入る．ごく少量でも猛毒のもの，少量では無害であっても長期間にわたり体内に入り，蓄積して毒性を示すものもある．このなかには，職業病とか環境汚染（pollution）として注目されるものがある．

また，毒物のなかには動植物など，生物によってつくられるものが数多く存在する．これらは，他の動物によって摂食されることに対する自衛手段として，また有力な攻撃手段として，長い間に自然界の生態に適応する手段として発達してきたものであろう．

　例をあげれば，蛇毒，蜂毒，クラゲ毒，フグ毒（テトロドトキシン tetrodotoxin）などの動物毒が知られており，植物毒としては，サポニンや茸毒，またカビ毒としてはアフラトキシン（aflatoxin），その他のマイコトキシン（mycotoxin）による中毒や発癌性が問題になっている．

A）気体として体内に入るもの

　(1) **一酸化炭素（CO）**：日常の家庭暖房や自動車の排ガスなどで問題となる一般的なものである．酸素に比し200倍以上の親和性をもってヘモグロビン（血色素）と結合し，一酸化炭素ヘモグロビンをつくる．0.1％含有大気中で筋麻痺や意識障害があらわれ，0.15〜0.2％以上で致死的である．死因は窒息である．一酸化炭素ヘモグロビンはピンク色で，ピンク色の死斑があらわれる．

　(2) **青酸（HCN）**：自・他殺目的で服用した青酸カリまたは青酸ソーダは，胃酸でHCNガスを発生し，吸収されて細胞の呼吸酵素の鉄と結合し，細胞呼吸を停止する．血液が凝固していない以外は，病理解剖的変化は皆無である．

　(3) **ベンゼン（benzene, ベンゾール benzol）などの溶媒**：神経毒で，吸入すると躁状態から意識障害に陥る．慢性中毒で骨髄をおかし，巨核球が初期におかされ出血性素因をきたし，最後に再生不良性貧血（汎骨髄癆）に陥る．

　(4) **過酸化窒素（NOx）**：排ガス中の窒素化合物が，大気中で光化学反応により $NO \rightarrow NO_2 \rightarrow NOx$ と変わり，同時にオゾンなどを発生し気道や眼球粘膜を刺激し，炎症を惹起する．

B）粉塵として体内に入るもの

　細かい粉塵となった固体が吸気とともに肺に侵入し，局所または肺門部リンパ節に停留して炎症反応をおこし，障害を与える．けい酸（珪肺 silicosis），石綿（アスベスト症 asbestosis，中皮腫），鉄粉その他の金属粉（鉄症 siderosis），煙草の煙（炭粉症 anthracosis）などがある．一般に，気道粘膜上皮の線毛の運動障害，粘液産生，扁平上皮化生などがおこり，慢性気管支炎になりやすい．腫瘍の原因ともなる．とくに煙草の煙は，CO，ニコチン，変異・癌原物質，炭素粒子などを含み，病原作用を有している．

(3) 医　原　病

　医療は疾患を癒すため行われるものであるが，薬剤とか放射線などは多かれ少なかれ，生体に対して毒性ないし悪影響をもつといっても過言ではない．たとえば放射線や抗癌剤は，腫瘍細胞を死滅させると同時に，造血や生殖に障害を与える，いわゆる両刃の剣で，必要悪ともいうべき性質がある．このように，医療行為にともなっておこる疾患を医原病（iatrogenic disease）という．サリドマイドによるアザ

表 3-4　主な薬物障害

障　　害	原　因　薬
肝障害	サルバルサン，クロルプロマジン
腎障害	フェナセチン，スルフォンアマイド
肺線維症	ブレオマイシン，ブスルファン，メトトレキセート（抗癌剤）
聴覚障害	ストレプトマイシン
アナフィラキシー・ショック	ペニシリン
スモン病	キノフォルム

ラシ肢症はよく知られている（p.103 参照）．主な医原性の薬物障害を表 3-4 に示した．

(4) 環境汚染

A）水　銀

水銀による汚染で，その規模の大きさ，原因の特異性などから第一にあげられるものに熊本県下でおこった**水俣病**がある．本症は，水俣湾で採れる魚介類を大量摂取することにより発症した中毒性神経系疾患である．原因は，工場排水が原因となって魚介類に蓄積した，アルキル化水銀を主とする有機水銀であった．

B）カドミウム

カドミウムによる慢性中毒に富山県神通川流域に発生した"**イタイイタイ病**"がある．カドミウムが腎尿細管に作用し，カルシウムやリンの再吸収を妨げ，骨からのカルシウム脱出による骨軟化症となり，病的骨折をおこす．その結果，強い痛みを訴えることから命名された．

C）ヒ　素

ヒ（砒）素塩や酸化物の吸入，経口摂取で中毒がおこる．塗料，陶器，ガラス，冶金，蓄電池製造業，殺虫剤，皮革工などにみられる．急性中毒症状は，経口摂取，吸入，経皮経由などでおこり，経口摂取では，腹痛，嘔吐，下痢，末梢神経炎，皮膚炎などがみられる．吸入では，急性肺水腫をおこし，皮膚や粘膜経由では，湿疹，丘疹，紅疹や潰瘍をおこす．慢性中毒では，黒皮症，脱毛，皮膚癌などのほか，消化器症状や知覚異常，脱力などの末梢神経症状がみられ，ときに肝臓や循環器の症状をともなう．ヒ化水素（arsine）では，溶血性黄疸がおこる．1955 年の森永ヒ素ミルク中毒は乳質安定剤に用いられていた第二リン酸ソーダに，亜ヒ酸が 5 ％混入していたことによりおこり，患者総数 1 万名以上，死者 130 人にのぼった．現在，なお後遺症が 80％近くの人にみられる．

D）鉛

急性と慢性中毒がある．主として産業界にみられ，鉛を扱う工場でも，とくに高温処理を行う職場で発生しやすい．多くは慢性中毒で，消化器症状，貧血，神経症状をおこす．貧血は一般に中等度であるが，塩基性斑点（basophilic stippling）を

有する赤血球が増加する．同時にヘム代謝異常がみられる．消化器症状では，鉛疝痛が知られ，末梢神経麻痺もあらわれるが，とくに橈骨神経麻痺による下垂手（wrist dropping）は有名である．オクタン価を上げるためにガソリンに添加されていた4エチル鉛は公衆衛生上禁止された．

E）ク ロ ム

通常6価クロムが問題になる．急性中毒としては，腎・肝障害や急性肺炎がみられる．人の致死量は，重クロム酸カリウムの場合，経口で3gである．慢性中毒としては，職業性肺癌や鼻中隔穿孔をおこすことで有名である．またアレルギーおよび刺激性皮膚炎などもおこす．

F）そ の 他

農薬として用いられたパラチオンという有機リンや，除虫剤として，有機塩素系薬物であるDDT，BHCなどによる中毒がある．パラチオンは神経毒である．

またカネミ油中毒として有名になった，PCB（polychlorinated biphenyls）の蓄積による皮膚や肝障害が知られている．その他，工場排煙による四日市喘息が知られている．

■ 4) 生物的病因

すべての生体は多くの病原微生物と共存して生きているが，条件が備わると微生物が生体に侵入して増殖し，感染が成立する．感染によって生体に障害が発生すると症状が発現し，発病あるいは発症ということになる．感染が成立しても症状が発現しない場合は不顕性感染という．感染が成立してから発病するまでの期間を潜伏期というが，この時期すでに，生体内では免疫機構と感染した微生物の間で熾烈な戦いが開始されているのである．感染症の中で伝播性の強いものをとくに伝染病といったこともある．このほかにも感染をいくつかに分類することができる．

(1) **限局性感染と全身性感染**：感染が成立している病変部の広さによる分類で，病原微生物の毒力と生体の抵抗力によって決められることが多い．

(2) **一次感染と二次感染**：ある種の病原微生物の感染が成立した後に，別の病原微生物による感染が発生することがある．これを二次感染といい，最初の感染を一次感染という．

(3) **日和見感染**：白血病，悪性リンパ腫，重症糖尿病，後天性免疫不全症候群（エイズ AIDS）などの病気にかかっている患者は免疫力が著しく低下しており，常在菌による感染が簡単に成立してしまう．これを日和見感染という．

(4) **院内感染**：免疫抵抗力の減弱した患者が入院している病院内で感染し，発病した場合にこれを院内感染という．抗生物質耐性菌であるMRSAによる感染が問題になっている．

(5) **菌交代現象**：常在細菌叢が宿主の条件によって変化することを意味する．具体的には，抗生物質の投与によって大腸の常在細菌が大きく変化し，クロストリジウム・ディフィシレ *Clostridium difficile* が大量に増殖して偽膜性大腸炎が発生する

病態などがある．

(1) **病原微生物**

病原微生物には，細菌（bacteria），ウイルス（virus），真菌（fungi）などが含まれるが，最近，狂牛病の原因として蛋白のみからなる病原体のプリオンが注目されている．

A）**細　　菌**

細菌に関する詳細は細菌学の成書を参照していただくとして，本項ではとくに重要な細菌感染症について簡単に説明する．一般に細菌は単細胞生物で，大きさは0.5～10μm程度である．形態は球状，桿状，らせん状などさまざまで，鞭毛を有するものもある．

(1) **球　　菌**

ブドウ球菌，連鎖球菌，肺炎双球菌などが代表的である．院内感染の原因細菌として**メチシリン耐性黄色ブドウ球菌**(methicillin-resistant *Staphylococcus aureus*；MRSA)やバンコマイシン耐性腸球菌などがある．

(2) **桿　　菌**

桿菌には大腸菌，赤痢菌，緑膿菌，結核菌，チフス菌，サルモネラ菌，腸炎ビブリオ菌，淋菌，百日せき菌，レジオネラ菌，コレラ菌，癩菌，炭疽菌，ボツリヌス菌などがある．腸チフスはサルモネラ菌の仲間であるチフス菌の経口感染によって発症する．潜伏期は10日から2週間で，小腸のパイエル板を破壊して侵入し，腸間膜リンパ節，肝臓，脾臓などにチフス結節を形成する．細菌性赤痢は赤痢菌による大腸炎である．赤痢菌にはA，B，C，Dの4群の細菌が知られている．A群(志賀菌)による赤痢が最も重症であるが，最近では病原性の弱いB群やD群の感染による赤痢が多くなっている．結核は結核に罹患している患者の咳や痰による飛沫感染が原因となって肺に病変が発生することが多い．結核の特徴は，結核結節という肉芽腫性の増殖病変を形成することであるが，これは結核菌に対する個体のアレルギー反応の結果と理解されている．最近，胃癌の原因菌として話題となっているヘリコバクター・ピロリ菌も桿菌である．

> 注●● **ヘリコバクター・ピロリ菌**：胃の粘膜に感染して胃炎を誘発するグラム陰性桿菌で，1983年にWarrenによって報告された．この細菌は胃粘膜表層の粘液層内や腺窩上皮に付着して増殖し，粘膜を壊して粘膜内に侵入する感染はおこさない．ウレアーゼ活性を有しており，胃内の尿素をアンモニアと二酸化炭素に分解して細菌の周囲に弱アルカリの状況を形成し，強酸の胃粘膜表面においても増殖が可能な環境をつくっている．本菌の感染は胃癌の発生を促進することが知られており，抗生物質による除菌で胃癌の発生が抑制されるか検討されている（口絵⑭⑮）．

(3) **らせん状細菌**

らせん状の形態をとる細菌で，長さが10～15μmほどのスピロヘータが代表的である．梅毒症の原因であるトレポネーマ属，回帰熱やライム病の原因であるボレリ

ア属，ワイル病をひきおこすレプトスピラ属などの細菌が知られている．

B）リケッチア

球菌状，双球菌状，桿状など多様な形態を示す小形の細菌で，大きさは，長さ$0.3 \sim 0.5 \mu m$，幅$0.3 \mu m$くらいである．細胞壁があり，テトラサイクリン系に感受性のある点で細菌に属し，生活細胞の中だけで増殖することができるという特徴がある．この点で一般の細菌とは異なり，ウイルスに類似している．ダニやシラミを介してヒトに感染する．これらにより発症する疾患には，発疹チフス，ツツガムシ病，ロッキー山紅斑熱などがある．

C）クラミジア

細菌とウイルスの中間に位置する微生物で，細胞内に寄生して増殖する点はウイルスに似ているが，細胞壁とDNA，RNA両者を有する点で細菌に類似している．形態は細胞外では小形の基本小体（$0.3 \sim 0.4 \mu m$）で感染性を有し，細胞内では大形の網様体（$0.5 \sim 2.0 \mu m$）を形成して増殖する．本病原体は肺，眼，性器などに感染して炎症を起こす．

眼では，トラコーマ，封入体性結膜炎，肺のオウム病，性感染症としての泌尿生殖器感染症などがある．

D）ウイルス

大きさはおよそ20〜250 nm（ナノメーター）で，核酸で構成される芯と蛋白質の殻からできている．核酸はDNAかRNAのいずれか一種だけを有している．自己代謝系の酵素は認められず，生きた細胞に寄生して自己の複製を行う．

DNAウイルスが原因となる疾患には，B型肝炎，帯状疱疹，痘瘡，水痘などがある．RNAウイルスが原因となる疾患には，後天性免疫不全症候群（エイズ AIDS），成人T細胞白血病，A型・C型肝炎，日本脳炎，麻疹，インフルエンザ，おたふくかぜ，狂犬病，エボラ出血熱，ポリオ，デング熱などがある．

E）プリオン

海綿状脳症を発症する一連の疾患群に共通して特異なプリオン蛋白の存在が指摘され，これらはプリオン病と呼ばれるようになった．プリオンは蛋白だけからなり，核酸を含まない点でウイルスと異なる．正常なプリオン蛋白は小脳機能や体内時計に関係する重要な物質であるらしいが，異常なプリオン蛋白と抱合すると脳内に増殖・蓄積して脳組織を破壊し，運動障害から痴呆へと進行する．これらの疾患には，**クロイツフェルト・ヤコブ（Creutzfeldt-Yacob）病**，クールー病などがある．最近，日本においても脳の硬膜移植によるプリオン病の発症が報告されている．また，国内でも狂牛病（牛海綿状脳症 bovine spongiform encephalopathy，BSE）が出現したことでヒトへの感染が疑われている．

注●● クールー（kuru）病：ニューギニア東高地に住むメラネシア部族民にみられる地方

病で，著明な慢性経過をとり，小脳や脳橋にとくに強い病変をおこす．原因は食人の習慣によるプリオン蛋白の感染であった．

F）真　　菌

カビや酵母の寄生によって発症する病気を真菌症という．光学顕微鏡的では胞子と菌糸が基本形態で，種類によって特徴的な所見を示すが，正確な同定は培養による．

真菌症は**抵抗減弱性宿主**（compromised host）に発生する日和見感染であることが多い．

皮膚真菌症と内臓真菌症に分類すると，前者の代表は皮膚糸状菌類による感染で，白癬と呼ばれている．後者に含まれる真菌症には，ムコール菌症，クリプトコッカス症，アスペルギルス症，カンジダ症などがある．

(2) 動物性寄生体

動物性寄生体は，従来から寄生虫と言われてきたものに相当し，生体内に侵入して病害をおこす**内部寄生虫**と，外部からの吸血や刺咬によって病原体を媒介する**外部寄生虫**に分けることができる．さらに内部寄生虫は単細胞からなる顕微鏡的な**原虫類**と，多細胞からなり肉眼観察が可能な**蠕虫類**に分けることができる．

A）原　虫　類

病原性を有する原虫類は伝染性疾患の原因となる．赤痢アメーバの感染によって広範な腸炎や肝膿瘍を形成するアメーバ赤痢が発症するし，日和見感染としての**カリニ肺炎**やマラリア，**トキソプラズマ感染**などはすべて原虫または原虫に準じる微生物による感染症である．なおマラリア原虫には，三日熱原虫，四日熱原虫，熱帯熱原虫，卵形原虫の4種類があり，それぞれ病型の異なるマラリアを発症する．**熱帯熱マラリア**が最も危険なマラリアで，短期間に意識障害をきたして死亡することがある．

B）蠕　虫　類

蠕虫類に分類される寄生虫には，線虫類，吸虫類，条虫類の3種類がある．人間の小腸に寄生する回虫，胃炎や腸炎の原因となるアニサキス，大腸に寄生する蟯虫，小腸炎をおこす糞線虫などが代表的な線虫類の寄生虫である．吸虫類に属するものとしては，淡水に生息するミヤイリガイを中間宿主として皮膚から感染し，血流にのって消化管，肝臓，肺などに拡がる日本住血吸虫，肝障害や黄疸をひきおこす肝吸虫，消化障害や下痢をおこす横川吸虫などがある．条虫類に属するものとしては，鮭や鱒を中間宿主として人間の消化管に寄生し，貧血症をひきおこす広節裂頭条虫，牛を中間宿主として胃腸障害をおこす無鉤条虫，豚を中間宿主として同じく胃腸障害をおこす有鉤条虫などがある．

一般に寄生虫の感染によって宿主は栄養障害や貧血症に陥ることがある．

C）外部寄生虫

外部寄生虫による病害としては，吸血による病原体の媒介，サソリ，クモ，ハチ，毒蛇などの刺咬による毒物注入，家ダニなどの関係したアレルギー疾患がある．

4. 小児疾患

妊娠 22 週以後の胎児と，生後 1 週未満の新生児を合わせたものを周産期児とし，出生後 28 日までは新生児，生後 1 年未満を乳児，1 年以上を小児と分類している．周産期から乳児期にかけての死亡原因の多くは先天的な奇形であるが，そのほかに分娩時の障害や低体重児（未熟児）の問題がある．通常，出生体重 2,500 g 未満を低出生体重児（未熟児）といい，1,500 g 以下を極低出生体重児，1,000 g 以下を超低出生体重児として区別している．

低出生体重児の死亡率は近年著しく改善されたが，先天性奇形の合併や呼吸器障害で死亡する例が多い．先天性奇形としては，心臓・大血管奇形，横隔膜ヘルニア，食道気管瘻，先天性胆道閉鎖，鎖肛などがある．出生直後は母体の免疫能が新生児を感染から防御するが，出生後 1 カ月から 3 カ月で血清の IgG は最低値となり，その後しだいに自己の免疫能が発達して機能するようになる．したがって，生後数カ月の間に感染症にかかる率が高い．乳児から小児期の疾患としては，小児腫瘍（小児癌）が最も重要なものである．代表的な小児腫瘍としては，網膜芽腫，腎芽腫（ウィルムス Wilms 腫瘍），肝芽腫，神経芽腫，胚細胞腫瘍，小児白血病などがある．いずれも何らかの遺伝的背景や遺伝子異常が関係している．

第4章 循環障害

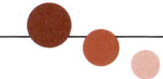

　循環とは：生命活動は，細胞の物質代謝に依存している．細胞の物質代謝に必要な素材，燃料，酸素，代謝産物の移動運搬が中断することなく行われることが，生命活動に絶対必要な前提条件であり，それを確保するのが循環である．

1. ヒトの循環系

　体内の物質の輸送という場合には，体外から体内への輸送つまり栄養摂取と，それによって代謝活動を行い，その結果生じた産物をふたたび外界へ放出する過程からなっている．生体では，栄養摂取は腸管で行い，そのある部分は肝臓（口絵⑨）に蓄積され，またある部分は，腎臓（口絵②）から排泄されるというように，それぞれ特殊に分化した機能をもつ臓器が独立して，はなればなれに存在しているが，生体として生きてゆくために，これらを結びつける輸送手段が確立されていなければならない．また各臓器が相互に調和のとれた，系統化された働きをするために必要な各種生体情報を伝搬したり（たとえば，ホルモンとか免疫），必要に応じて，炎症部位に白血球などを集中的に動員するなどのことも，すべて循環を通じて行われている．

　循環系は，ポンプにあたる心臓，パイプに相当する動静脈，灌流配送部門にあたる末梢血管網の3つの輸送脈管系と，なかを流れる血漿と血球成分からなっている．血漿は蛋白を主体にした無形成分の集まりで，そのなかには凝固線溶系因子が含まれており，血栓形成および出血の病態と深くかかわりあっている．

■ 1）大循環・小循環

　心臓（口絵③④）の左心室から動脈血が全身に駆出され，末梢から静脈血として右心房に戻ってくる循環を大循環（体循環）という．これに対して静脈血が右心室から肺に駆出され，二酸化炭素と酸素の交換が行われて，動脈血として左心房に戻る循環を小循環（心肺循環）という．

■ 2）リンパ循環

　間質液（リンパ液）は末梢の毛細リンパ管に入り，集合リンパ管，リンパ本幹，胸管を経て左静脈角から静脈に流入する．この経路は両下肢，体幹のリンパ循環に相当するが，左頸部，左上肢からのリンパ系は胸管に合流し，右頸部，右上肢のものは右静脈角に流入する．リンパ管には静脈と同様に弁があり，緩徐ながら一方向の流れが保たれている．また，集合リンパ管からリンパ本幹の間にはリンパ節が形成されており，有害物の取り込みや，感染に対する免疫防御にあたっている．

3) 門脈循環

　胃，小腸，大腸，直腸，膵臓，脾臓，胆嚢などの腹腔内臓器の静脈は門脈にまとめられて肝臓に流入する．肝臓内で再び毛細血管（静脈洞）となり，再度肝静脈になって下大静脈に合流する．この間に消化管から吸収した栄養物を肝臓に提供するので，門脈は肝臓の機能血管と考えられる．これに対して肝臓に酸素を供給する栄養血管は肝動脈として別個に存在し，門脈末梢枝と肝動脈末梢枝は静脈洞で合流する．このように機能血管と栄養血管の二重支配を受けている臓器は，肝臓のほかに肺がある．肺の機能血管は肺動脈であり，栄養血管は気管支動脈である．

2．充血・うっ血

1）充　　血

　ある臓器内に，平均以上に血液の充満している状態を充血という．しかし，動脈のほうから積極的に過剰の血液が入りこんでゆく場合を，一般的には充血（hyperemia）と定義しており，静脈のほうに停滞があって充満している場合は，うっ血といっている．したがって，充血のほうは酸素の多い動脈血の比重が高くなるため，充血部位は鮮紅色を呈するのに対し，うっ血の場合は暗赤色調を呈する．

　動脈性の充血は，中膜に平滑筋をもった動脈の拡張によるもので，血管壁の緊張を支配する血管拡張の刺激か，血管緊張神経の麻痺によって行われ，代表的なものとして，機能性（作業性）充血と炎症性充血がある．前者は生理的に筋肉の運動，消化管の消化作業，脳の神経活動など臓器のエネルギー増大に対応して血液の供給が増える場合に相当する．後者は，炎症にともなう種々の産物によって局所に充血がおこり，発赤腫脹を示す．炎症がおさまれば充血も消退する．

2）うっ血（静脈性充血）

　静脈血の流出が妨げられて，血液が臓器に停留している状態を**うっ血**（congestion）という．うっ血には，急性と慢性とがあり，病理学的に問題になるのは慢性うっ血である．原因には，静脈が周囲の癌組織やリンパ腺の腫大（癌転移やリンパ腫）によって圧迫されたり，血栓ができて内腔が閉塞されたりすることがある．このほか，心機能障害により全身または臓器のうっ血がおこる．そのうちとくに重要なものは，(1) 僧帽弁狭窄症や心不全における**慢性肺うっ血**，(2) 右心不全における**大循環臓器うっ血**，(3) 肝硬変などで肝臓への血液の流入が妨げられておこる**門脈域のうっ血**である．

　いずれにしても，うっ血部の静脈圧および毛細血管圧が上昇し，毛細管壁の透過性が亢進し，血液中の水分が組織内に濾出（transudate）し，水腫または浮腫（edema）を生ずる．また赤血球は，酸化ヘモグロビンが減少し，逆に還元ヘモグロビンが増加するため，うっ血臓器は暗赤色調を呈する（チアノーゼ cyanosis）．門脈

域のうっ血では，腹水（ascites）が溜まる．さらに肝臓をバイパスするいろいろの迂回路（側副血行路）が発達し，静脈血が肝臓を通らずに右心へ還るようになる．このようにして門脈域のうっ血は軽減されるが，消化作用における肝臓機能が省略されることによっておこる障害（低蛋白血症，出血性素因など）や，側副血行路のうち食道末端部においては，静脈の怒張・破綻の危険をはらむ（食道静脈瘤）など，生体としてはきわめて不安定な状況になる．

注●● **側副血行**：主要な血管の閉塞や循環障害によって消失または低下した機能を代償するために開通する循環を側副血行という．肝硬変症では門脈圧が亢進するが，胃静脈から食道静脈，奇静脈系を介して上大静脈に流入する経路，臍傍静脈から臍周囲の静脈叢を介して体壁静脈に流入する経路，下腸間膜静脈から直腸周囲の静脈叢を経て下大静脈に流入する経路などが側副血行路として観察される．腹壁静脈の怒張として，メズサの頭がよく知られている．これらは既存血行路を利用する側副血行であるが，新しく血管を新生して形成されるものもある．

3. 貧血・虚血

■ 1）貧血・虚血の概念

全身性の貧血（anemia）というのは，局所の貧血（虚血）に対し，血液のなかの赤血球数が減ったり，ヘモグロビン（血色素）が減少したりする血液疾患のことをいい，全身の循環動態の異常による新鮮血液の不足，つまり虚血状態には普通この用語は使用していない．心臓のポンプ作用が不全に陥り，全身血管への循環血流が不足していることは，理論的に確かに全身性貧血であるが，うっ滞した血液はデオキシヘモグロビンを多く含んでいるため皮膚をはじめとする臓器はむしろ紫藍色（チアノーゼ）を呈することもあって，貧血という用語を避けてうっ血（congestion）と呼んでいる．

虚血（ischemia）は，なんらかの理由で，ある動脈が狭くなったり，閉塞したりしたときにおこる．その結果，血液の流入が減少または停止し，その動脈の支配領域に栄養障害がおこる．肉眼的に蒼白色を呈し冷たくなる．阻血ともいわれる．このような動脈内腔の変化は，(1) 中膜の平滑筋の収縮によって血管腔が狭くなる場合（**神経性貧血**），(2) 動脈硬化や炎症がおこって血栓が形成され，内腔がつまったり（**閉塞性貧血**），(3) 周囲の腫瘍や膿瘍などにより動脈が圧迫されておこる（**圧迫性貧血**）場合がある．神経性貧血に代表的なものとしてはレイノー病があり，寒冷やその他の刺激がきっかけになって，四肢末端の動脈の収縮がおこる．閉塞性貧血は動脈硬化性の心筋梗塞や脳軟化がそれに相当し，またバージャー病や，結節性多発動脈炎などは，血管炎を基盤にした閉塞性貧血である．

注●● **レイノー病**（Raynaud's disease）：若い女性に多く，両手とくに指に，寒冷曝露に際して発作性に蒼白やチアノーゼをおこす疾患で，四肢先端の小動脈の一過性収縮による

と考えられている．蒼白発作部にしだいに皮膚の変化がみられ，しびれ感を訴えるが，疼痛はない．また，潰瘍などの栄養障害をきたすこともない．

> **注●●** バージャー病（Buerger's disease）：内膜により強い炎症を示す汎動脈炎で，下肢動脈に好発する．局所に血栓ができるため内腔は閉塞する．閉塞性血栓性血管炎ともいう．
>
> **注●●** 結節性多発動脈炎（poliarteritis nodosa）：中小動脈壁に広汎な炎症性変化をおこし，その部に小結節をつくるのを特徴とする．動脈壁のフィブリノイド壊死，炎症細胞浸潤，肥厚，管腔閉塞をみる．年齢は25〜45歳に好発し，男女比は1：1である．高血圧，貧血，筋痛のほか，いろいろの臓器障害を示す．とくに腎不全で死亡することが多い．原因は不明であるが，過敏症の関与が考えられている．結節性動脈周囲炎（periarteritis nodosa）とも呼ばれていた．

2）虚血の徴候と結果

まず局所に，血流不足のための温度低下と蒼白化がおこり，栄養低下による細胞の萎縮変性を生じ，さらに進むと壊死に至る．

血行停止（stasis）：高度のうっ血，毛細血管壁の障害，小動脈の高度な収縮，血液の濃縮あるいはこれらが組み合わさった状態である．血流が緩徐になり，毛細血管や小静脈内で赤血球が連銭状に膠着した状態になり，血流が静止する．血行停止が続くと水腫や出血をおこし，さらに組織の壊死をおこしうる．

4．出　　血

赤血球が血管外に出ることを出血（hemorrhage, bleeding）という．出血には血管の**破綻**による場合と，内皮細胞間が離開して透過性が高まり**漏出**する場合とがある．白血球は，以上の条件が整わなくとも，自力で内皮細胞間をすり抜けて血管外へ遊走できるため，出血とはいわない．

1）出血の分類

出血はおこり方からいえば，血管壁に原因があるときと，血液側に原因がある場合とに分類される．

血管の破綻は，外傷のほか，胃腸管の潰瘍，肺の結核性空洞のような炎症による組織融解，癌の浸潤など，血管外に原因がある場合と，血管壁そのものが動脈硬化，動脈炎，動脈瘤などで脆弱化して血圧に耐えられなくなった場合におこり，これらを**破綻性出血**という．

漏出による出血は，毛細血管から細静脈にかけての区間にみられ，血管壁の透過性が異常に高まることによっておこる．出血は点状または斑状，あるいは融合して紫斑の形をとる．**漏出性出血**のおこる原因として，乏酸素血や細菌性毒素などが考えられている．炎症巣におこる出血の大部分はここに属する．またビタミンC欠乏でおこる出血も，この種のものである（図4-1）．

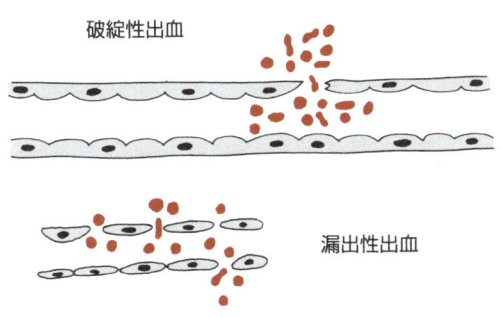

図 4-1 出血の種類
破綻性出血では血管壁の破壊があり，漏出性出血では血管壁の破壊がない．

血液側に原因のある場合というのは，(1) 血小板の量的・質的異常（血小板減少症および血小板機能障害），(2) 血液凝固系における欠陥（血友病），(3) その他，線溶系機能の亢進などがある．

■ 2) 出血の種類

食道や胃から出血した血液を吐き出すことを吐血（hematemesis），肺から出血を喀出するのを喀血（hemoptysis），腸から便のほうへ出る出血を下血（メレナ melena），尿中へ出血するのを血尿（hematuria）という．体腔内に出血している場合は，血胸（胸腔内出血 hemothorax），腹腔内出血（hemoperitoneum），心囊内出血（hemopericardium）などという．

出血の規模により，小さい毛細血管出血を点状出血（petechia），それよりやや大きく径 3 mm 以上を超えるものを斑状出血（suggilation）という．また，小出血斑が数多くみられるものを紫斑（purpura），出血後血液が集まって腫瘤状になっているのを血腫（hematoma）という（図 4-2）．

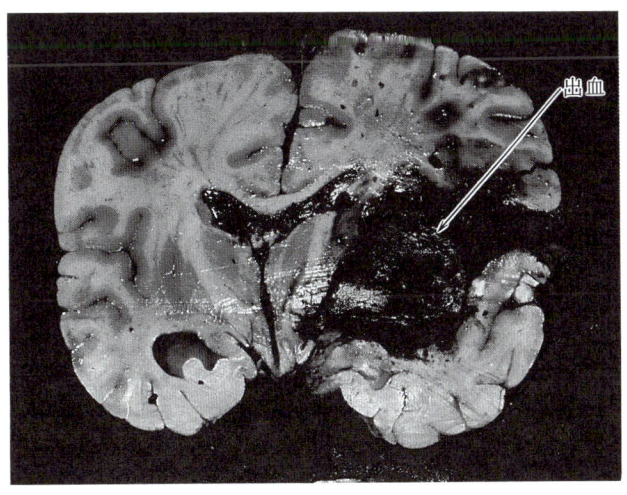

図 4-2 脳出血

3）出血の結果

大量の出血，たとえば全血量の約 30% が失われると循環血液量が不足してショック状態に陥る．少量でも持続的に出血すれば，血球の補充が間にあわず全身性の貧血になる．

出血が脳などの重要臓器におこった場合は，少量でも重篤な状態となる（とくに脳幹部）．しかし皮下出血などでは障害はなく，数日で吸収される．

組織内に出た血球は，壊れ，赤血球内のヘモグロビンは，鉄含有性のヘモジデリンと鉄を含まないヘマトイジンに分解され，ヘモジデリンはマクロファージに貪食される．このような過程に相応して，皮下出血などでは，最初，暗赤色調だった出血巣はしだいに黄色調へ移行，退色し，最後には消失する．

4）止血の機序，血液凝固作用

止血作用の第一歩は，破損をうけた血管がまず収縮をおこして内腔を狭め，機械的に出血量を少なくするところから始まる．ついで，血管内皮細胞の欠損部に血小板が付着凝集して破損部を被覆するが，さらに凝固作用が働いて，線維素網（fibrin network）がその上に形成されると補修が完成し止血する．

凝固作用は，最終的にフィブリノゲン（線維素原 fibrinogen）をフィブリン（線維素）に変える機構に相当するが，そこに至る経過はかなり複雑で，12 の凝固因子が関与している．最終段階は，プロトロンビン（prothrombin）からトロンビン（thrombin）が形成され，トロンビンがフィブリノゲンをフィブリンに変換する．12 の凝固因子のうち，第 8 番目の因子が先天的に欠損したのが，**血友病**（hemophilia）である．プロトロンビンをはじめ，他の 2，3 の凝固因子は肝臓でビタミン K の働きで合成されている．したがって，凝固機構になんらかの障害があると止血は遅延する．これを出血性素因（hemorrhagic diathesis）という．

5. 血栓症

血管内で血液が凝固する現象を血栓症（thrombosis）といい，凝固物を**血栓**（thrombus）という．

1）血栓形成の誘因

血栓形成を促す条件としては，
(1) 血流速度の低下，
(2) 血管内皮の障害か，内皮が脱落して膠原線維などの内皮下組織の露出，
(3) 血液凝固が促進される血液の変化：播種性血管内凝固，などがある．

注●● 播種性血管内凝固（disseminated intravascular coagulation；DIC）：凝固活性物質が血管内へ侵入することにより，全身の細小血管に血栓が形成された状態である．臨床的

には，羊水エンボリー，胎盤早期剝離，悪性腫瘍，前骨髄球白血病，外傷，肺や前立腺の外科手術，血管内溶血，敗血症，流産などでみられる．いずれも組織や細胞の壊死破壊によりトロンボプラスチンやトロンビン物質が血中に増え，DICが発現する．また感染症では，エンドトキシンにより，凝固因子が活性化し，内皮細胞の障害などにより血栓ができるとされている．DICによりもっとも障害をうけやすい器官は腎臓で，腎不全に陥る．

■ 2) 血栓の種類

血栓には，**赤色血栓**と**白色血栓**とがあり，赤色血栓は，赤血球と血小板・線維素を主成分としており，固くてもろい．白色血栓も，灰白色のもろい血栓で，血小板が凝集した中心核をフィブリン（線維素 fibrin）が囲み，その網目に白血球および少数の赤血球を入れている．また，赤色と白色血栓の混合したもの（混合血栓）もある（図4-3）．

血栓は動脈にもできるし，心臓の内壁や弁膜にも形成される．心房内に遊離して球状となったもの（球状血栓）もある．

■ 3) 血栓の運命

血栓は止血に重要な役割を果たすことはすでに述べたが，同時にその原因のいかんを問わず，血栓は血管腔を狭めて血行を阻害し，とくに脳や心臓の動脈に血栓が形成されれば，脳軟化症や心筋梗塞の原因となる．

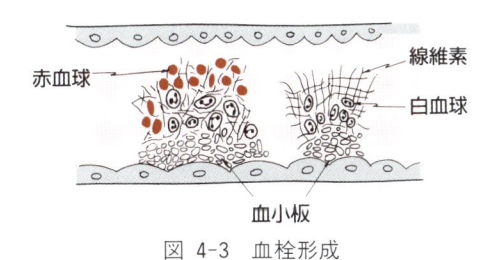

図 4-3 血栓形成

図 4-4 血栓の器質化と再疎通

血栓は時間がたつと，血栓付着部の壁から毛細血管が血栓内に侵入し肉芽組織ができ，結合組織が増える(**器質化** organization)．肉芽組織内の毛細血管はしだいに本来の管腔と連絡し，不十分ながら血流が再開する(**再疎通** recanalization)（図4-4）．また血栓は，しばしば部分的に融解し，血管壁から離れて塞栓化することも多い．

6. 塞栓症

血液に溶解しない物質が血流によって運ばれて小血管につまり，その内腔を閉塞することを**塞栓症**(embolism)と呼び，血流によって運ばれるこの物質を塞栓 (embolus) と呼ぶが，血栓に由来する塞栓がもっとも多く，そのほか，体組織由来の細胞・組織や，外来性のものもある．

■ 1) 塞栓症および塞栓の種類

下肢静脈に生じた血栓が，肺動脈末梢に塞栓症をつくる．また左心弁膜や大動脈にできた血栓が，腎臓や脳または下肢に塞栓症をつくることが多い．まれに，静脈に生じた血栓が肺動脈ではなく大動脈系に塞栓をつくることがあり，**奇異塞栓症** (paradoxical embolism) あるいは，**交叉性塞栓症** (crossed embolism) と呼ばれる．これは右心房に入った静脈血中の塞栓が，心房間の開存性卵円孔を通って大循環系に入ることによる．

特殊な塞栓としては，次のものがある．

(1) **腫瘍塞栓** (tumor embolism)：静脈系に入った腫瘍細胞は一部は壊死に陥ることもあるが，生き残ったものは塞栓中で増殖し，血管外へ出て腫瘍転移巣を形成する．門脈域の消化管腫瘍は肝臓へ，大循環系内臓器腫瘍は肺転移をおこしやすい．

(2) **空気塞栓** (air embolism)：外傷によって静脈中に入った空気や，潜函病 (caisson disease) によって血液中に生じた窒素気泡が，肺や大循環系の末梢毛細血管レベルで塞栓をおこす．

(3) **脂肪塞栓** (fat embolism)：皮下の脂肪組織が外傷で挫滅したり，骨折により骨髄の脂肪組織が血流で運ばれ，肺やさらに肺を通過した大循環に入り，脳に塞栓し，重篤な障害を及ぼす．

(4) **骨髄塞栓** (bone marrow embolism)：脂肪塞栓と合併することが多く，挫滅した骨髄組織が肺動脈系に塞栓をつくる．

■ 2) 塞栓症の転帰

塞栓によってつまった血管の末梢領域には，貧血がおこり，ついには壊死が招来される(梗塞)．塞栓が病原微生物を含んでいる場合は，塞栓症により微生物が方々に転移をおこす（膿血症 pyemia）．また腫瘍塞栓症では，腫瘍転移の形成となる．

7. 梗　　塞

栄養動脈は，血栓や塞栓ができて急速に閉塞すると，その動脈によって養われている領域は血流が途絶え，完全な酸素欠乏がおこり，壊死に陥る．この状態を**梗塞**（infarct）と呼ぶ．

■ 1) 梗塞の種類

貧血性梗塞（白色梗塞）と出血性梗塞（赤色梗塞）がある．

(1) **貧血性梗塞**（anemic infarct）：代表的なものに，心筋梗塞，塞栓による脳梗塞，腎梗塞などがある．脳梗塞による壊死巣はすみやかに軟化融解する（脳軟化症 cerebral softening）（図 4-5）．

(2) **出血性梗塞**（hemorrhagic infarct）：代表的なものは肺梗塞である（図 4-6）．梗塞巣は，出血を伴うため暗赤色調を呈する．肺動脈の塞栓症が心不全などがある患者におきると，梗塞壊死巣中にうっ血した肺静脈から出血が加わる．したがって

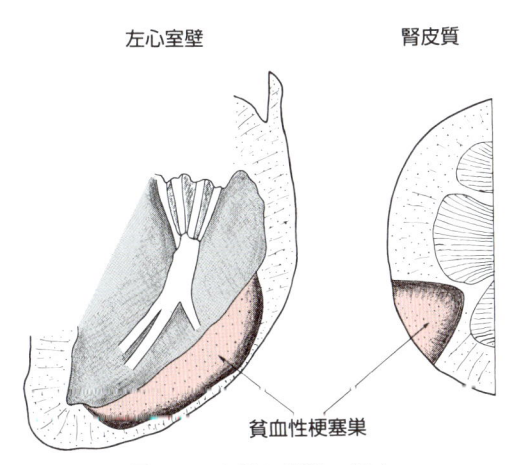

図 4-5　心臓と腎臓の梗塞

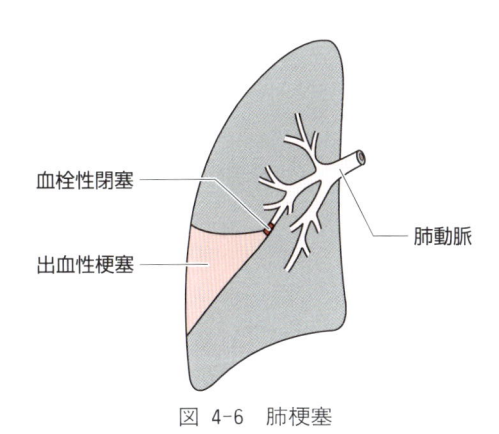

図 4-6　肺梗塞

肺うっ血が前提条件として必要である．そのほか，絞扼性腸閉塞や卵巣嚢胞捻転による梗塞巣も出血性に傾く．さらに静脈性血栓症によって，脾臓，腎臓，脳などに出血性梗塞のおこることがある．

2) 梗塞の転帰

梗塞巣は，一般の壊死巣と同じく，肉芽組織の活動で吸収，被包，線維化される．出血性梗塞では血鉄素沈着が著しい．

心筋梗塞の病態生理

冠状動脈の閉塞が原因であり，最近急激に増加してきた．食事の欧米化による肥満や糖尿病の増加と軌を一にする．冠状動脈の閉塞は，アテローム性動脈硬化（粥状硬化症）に由来するものが95％を占め，高コレステロール血症が原因の筆頭にあげられている．すなわち，低比重リポ蛋白（LDL）に含まれるコレステロールが動脈の内皮細胞下層に貯留し，線維化を促進し，壁が厚くなって内腔に突出したのがアテローム（粥腫）である．アテロームのできているところでは，潰瘍を形成し，血栓が付着し，内腔は閉塞しやすい．

心筋梗塞（口絵⑤）は，40歳ごろから発症が始まり，50～60歳でピークに達する．男性に多く，労作性狭心症を繰り返していた患者に，急におこってくることが多いが，最近，無症候性狭心症の存在が知られ，同じような危険度が指摘されている．24時間監視つき，携帯用ホルター（Holter）型心電計の発達によってわかってきた．

冠動脈閉塞の頻度は，左前下降枝，右冠動脈，左回旋枝，左冠動脈主幹部の順である．過度の喫煙，精神的緊張，過食などが誘因となる．梗塞部位では，心筋は凝固壊死または液化壊死に陥り，心内膜側に血栓を付着し，それが脳などへ塞栓しやすい．

臨床的には，強い胸部の絞扼感があり，疼痛は胸部から顎，左肩のほうへ放散する．白血球増加，血沈促進，血清トランスアミナーゼの高値をみる．

6～8週間で，壊死巣は吸収されたのち線維化される．1年ぐらいで冠動脈の閉塞部位の前後をバイパスする血流が形成されると普通の労作は可能となる．

8. 水腫・浮腫・脱水症

1) 水腫の定義と分類

水腫（edema）とは，組織の間質に含まれる細胞外の液体やリンパ液が異常に増加した状態で，通常「むくみ」または「浮腫」といわれている状態とほぼ同じ病態である．しかし，胸腔や腹腔に漏出液や滲出液が溜まった胸水・腹水など腔水症も水腫は包括する概念であり，多少性質の異なる病態が含まれている．水腫に含まれる病態は，全身性水腫（浮腫），局所性水腫（浮腫），それに腔水症の3型に大別できる．

全身性水腫の原因としては，栄養障害による低蛋白血症，うっ血性心不全，急性慢性の腎不全，ネフローゼ症候群，肝硬変，内分泌障害などがある．局所性水腫の原因としては，局所の打撲，静脈の還流障害，リンパ還流の障害などがある．これに対して，胸水や腹水は心不全などの循環障害以外にも，炎症や悪性腫瘍の播種などにともなって発生する．肝硬変症にともなって認められる腹水は，門脈圧亢進が主な原因であるが，肝実質の障害による低蛋白血症も関係している．いずれにしても浮腫と腔水症は病態が異なる．脳浮腫という病態と，脳脊髄液の還流障害の結果としての水頭症を比較することで，その違いは明瞭になる．

2） 心不全，腎炎による浮腫の病態生理

心不全では，全身に循環障害，すなわちうっ血がおこる．とくに心臓から遠く位置的にも低い下肢などに強くあらわれる．うっ血がおこると，毛細血管の内圧が亢進し，それが血液の膠質浸透圧を超えると，水分が血管外に出て，浮腫を形成する．

腎炎とくにネフローゼがあるときは，尿に多量の蛋白がでる．そのために血清蛋白値が 7 g/dl から 5 g/dl まで下がると，浮腫が発生する．これは，血液の膠質浸透圧をつくり出している血清蛋白のうち，とくにアルブミンの減少が主な原因で，血清膠質浸透圧が低下し，毛細管圧が正常でも，血中の水分は血管外に出てしまう．

3） 水腫の転帰

組織液やリンパ液の還流障害は，原因が去れば完全に吸収され元にもどるが，長期にわたって水腫が持続すると，線維成分の増加によって，線維化や硬化がおこる．

注 ●● **線維症**または**硬化症**：膠原線維の増えることを単に線維症（fibrosis）といい，線維が増加した状態では血管が乏しくなり，組織がみずみずしさを失い硬くなるので，硬化症（sclerosis）ともいう．

4） 脱 水 症

脱水症（dehydration）は，体内から水分またはナトリウムが減少した結果，体内の水分平衡に失調をきたし，組織が脱水状態に陥ることを指す．極端な場合は，血液容量の不足のため循環障害をおこし，血圧低下からショック状態に陥る．

（1） 水分減少による脱水症（一次的脱水症）

高度な発汗，発熱，肉体運動などで適当な水分補給がないと，体内の水分が減少する．汗のなかには，食塩が含まれているが，少量のためナトリウムに比し多量の水分が失われる結果，細胞外液の食塩濃度は上昇して高浸透圧になり，そのため細胞内の水が細胞外に移動し，細胞内脱水症（intracellular dehydration）となる．それに対し口渇感がおこり，水を飲み，抗利尿ホルモンの分泌が促され尿量が減少し，尿からの喪失が防がれる．一般に体内総水分の 22％（体重の約 15％）が失われると死の危険があるといわれ，水の摂取が完全に停止すると 7～10 日で死亡することもある．

(2) ナトリウム欠乏による脱水症（二次的脱水症）

体内のナトリウム喪失は，(1) 頻回の嘔吐や下痢，(2) 大量の発汗に対し水だけ補給した場合，(3) 利尿剤の多量使用の際，などにおこる．

ナトリウムの減少により，細胞外液は低張となり，水分が細胞内へ移動する（細胞浮腫），同時に抗利尿ホルモンの分泌抑制による腎臓からの水分排泄増加が加わるため，細胞外液の水分減少が促進され，血液濃縮，血圧低下をきたす．ナトリウム欠乏による脱水では，低浸透圧のため，口渇感は水分欠乏の場合ほど著明でない．

9. ショック

末梢血管の容積と流れる血液の量が著しく不均衡になり，急激に末梢循環が障害されて，結果的に心臓から送り出される血液量が減少し，血圧が低下する病態をショック（shock）という．主に末梢の循環血液量が低下したり，末梢血管が急激に拡張して循環血液量が減少して発生するショックを**一次性（末梢性）ショック**といい，心臓からの拍出量が低下する心不全状態が主な原因となるショックを**二次性（心原性）ショック**という．

一次性ショックは，激烈な疼痛，消化管の穿孔，精神的衝撃などが原因となって発生し，末梢血管の急激な拡張とともに血管迷走神経反射を介して血圧の低下と徐脈が出現する．

ショックの原因としては次のような病態がある．

(1) **出血性ショック**：短時間に大量の出血が発生すると，循環血液量が著明に減少し，主要な臓器は低酸素血症に陥る．その結果，嫌気性解糖が亢進して乳酸が大量に形成され，組織の障害が発生する．

(2) **外傷性ショック**：外傷による大量出血のほかに，疼痛なども関与している．

(3) **心原性ショック**：直接心臓が障害されて急激な心拍出不全が発生した状態で，急性心筋梗塞にともなって発生することが多い．

(4) **熱傷性ショック**：広範な火傷によって大量の血漿成分を失い，血液が濃縮して循環量が著しく減少した病態．

(5) **細菌性ショック**：グラム陰性の桿菌によって産生されるエンドトキシンによってひきおこされる．エンドトキシンは各種サイトカインの産生を促進することで心筋や血管内皮細胞を障害し，最終的に播種性血管内凝固（DIC）などを介して多臓器不全を誘導する（エンドトキシンショック）．

(6) **アナフィラキシーショック**：投与された薬剤や血清などに対する抗原抗体反応の結果，血中にヒスタミンなどが放出され末梢循環の透過性が亢進して発生する．

注●● **エンドトキシンショック**（endotoxin shock）：細菌性ショックの1つ．細菌性毒素による．グラム陽性菌によるものは比較的予後もいいが，グラム陰性菌（大腸菌など）によるものは重篤で予後は悪い．

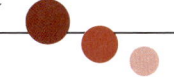

第5章 退行性病変

　退行性病変は，昔から代謝障害によるとされてきた，一般的な組織の障害を意味し，形態学的には細胞組織の変性，萎縮，壊死などの病変がそれに相当する．

　退行性とは，進行性に対応する概念で，後者が肥大・再生などの積極的な代謝活動を背景としているのに対し，消極的な面を反映したものである．

1. 萎　　縮

　組織や器官の萎縮 (atrophy) が，発育史の過程で生理的におこることがある．出生直後にみられる副腎の胎児性皮質の萎縮，出生後まもなく退縮閉鎖する動脈管や卵円孔，思春期以降に退縮する胸腺，更年期以降の性腺の萎縮などがそれであり，これらは各臓器のもつ固有な自然史の表現というべきである．また老年期の臓器萎縮も，個体のもつ自然史そのものと考えられる．

　一度完成した組織や臓器が，なんらかの原因で小さくなることを萎縮という．萎縮の場合は，2つの理由が考えられる．1つは，構成する細胞の数の減少で，他は，構成する細胞成分おのおのの容量が小さくなることである．両者は合併することもある．

1）数 的 減 少

　構成細胞の消失が，細胞の再生増殖で十分補充がつかない場合，絶対数が減少し，組織は当然萎縮に陥る．たとえば，睾丸内精子の数が造精細胞の分化増殖により十分補完されないと，精細管の内径は縮小し睾丸は全体として萎縮する．また肝臓などの急性黄色肝萎縮と呼ばれるものは，肝細胞の広汎な急性壊死に由来するものである．萎縮に陥った臓器では，その原因がとくに壊死とか炎症による場合は，時間がたつと臓器表面が顆粒状になる．これは，細胞の脱落空白化した部分が結合組織で埋められ，残存した実質細胞がときに肥大増加したりするからである（肝硬変や腎硬化症など）．

> 注●● 肝硬変 (liver cirrhosis)：線維化と肝細胞の再生結節で表面が凹凸し，全体としては縮小した肝臓をいう．原因としては，ウイルス性肝炎，胆汁うっ滞，うっ血などがある（図5-1，口絵⑩）．
>
> 注●● 腎硬化症 (nephrosclerosis)：腎炎や動脈硬化症のため，腎糸球体を含めたネフロンが消失し，そのあと，線維化をおこして硬化縮小した腎臓をいう．

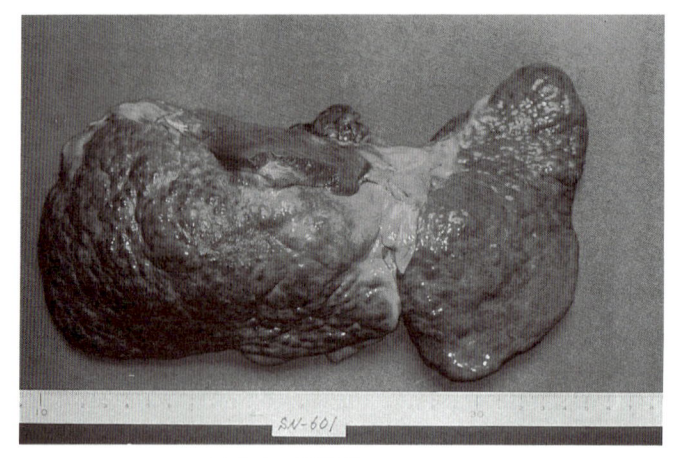

図 5-1　肝硬変
肝上部表面で凹凸がみえる

■ 2) 細胞縮小

　細胞の縮小による臓器萎縮は，しばしば骨格筋，心臓，肝臓，腎臓などで認められる．これは，老化，飢餓，非活動状態などでしばしばみられるもので，細胞代謝が臓器成分の合成（anabolism）より分解（catabolism）に傾いているためである．この型の萎縮の場合，臓器は肉眼的に褐色にみえ，組織学的には細胞内に褐色の色素（リポフスチン）が溜まっている．これを**褐色萎縮**（brown atrophy）といい，老化や飢餓における肝臓，心臓でしばしば認められる所見である．

　その他，腫瘍や大動脈瘤などの圧迫でおこる骨の局所性の萎縮（圧迫萎縮），神経切断によっておきる筋の萎縮（神経性萎縮），下垂体の機能失調（たとえば，シーハン症候群）による甲状腺，副腎皮質，性腺などの萎縮（内分泌性萎縮）などがある．

　注●● シーハン症候群（Sheehan syndrome）：成人してから，出産や外科手術での大量出血のあと，下垂体に貧血性梗塞がおこり，下垂体の機能低下ないし失調になったものである．

2. 変　　性

■ 1) 変性の概念

　細胞が，外からの障害因子により代謝活動が阻害された結果，生理的にはみられない物質が過剰に細胞内に蓄積してくる状態を**変性**（degeneration）という．ただし蓄積する物質は必ずしも非生理的異物ではなく，水・電解質，脂質，蛋白質なども含まれており，その量が普通より多くなり，著しく目立って可視的になってくるものである．

2） 変性の分類

(1) 空胞変性または水様変性

普通，組織学的には細胞内の水の存在は認識できないが，障害を受けると細胞が腫脹し，空胞状に水の増加分離が胞体におこったり（空胞変性 vacuolar degeneration），さらに胞体全体が水腫状に変化したり（水様変性 hydropic degeneration）する．

細胞の水代謝は，細胞呼吸によってつくられるエネルギーに依存したナトリウム・カリウムポンプ作用により行われ，ナトリウムを細胞内から汲み出し，カリウムを取り入れることによって細胞内外の浸透圧平衡が保たれている．代謝障害により細胞呼吸がおかされると，ナトリウムと水が細胞内に蓄積して細胞は膨化する．この状態が高度になると細胞は壊死に追いこまれる．

(2) 混濁腫脹

混濁腫脹(cloudy swelling)は，感染や中毒症で，一般的に臓器とくに肝臓，腎臓，心臓などの実質臓器の細胞でみられる肉眼的変化としてとりあげられてきた．臓器割面が腫れて盛りあがり，混濁してみえることを指す．混濁してみえるのは，障害因子によって細胞が腫脹し，小胞体が拡張したり，ミトコンドリアが膨化したり，胞体内の蛋白の不規則な消失あるいは蓄積などを反映して胞体が不均質になり，反射光の分散が増すためといわれる．

(3) 硝子滴変性

細胞の原形質のなかに，大小不同性の蛋白顆粒が出現することをいう．腎尿細管上皮や肝臓・副腎などの実質細胞中に認められる．腎尿細管上皮の硝子滴変性は，糸球体から漏出した蛋白が再吸収されたものと考えられるが，肝臓や腎臓のものは，原因はよくわからない．

(4) 角 化 変 性

皮膚は生理的に，表層に向かって角化現象がおこっているが，なんらかの刺激で，角化現象がさかんになると角質の増生が進行する．これを角化変性と呼んでいる．しかし，一般的にはこれを変性とはいわず過角化症（hyperkeratosis）と呼んでいる．

(5) 硝子様変性

間質の結合組織が，無構造で均質化する病的過程を意味する．硝子化のおこる過程には2つあり，1つは，熱傷や心筋梗塞の瘢痕，古くなった糸球体炎，胸膜炎のあとの癒着などに由来するものであり，古くなるとすべての瘢痕組織に硝子化がおこる．このようにして，硝子化のため硬くなった瘢痕を胼胝と呼ぶ場合もある．

他は，高血圧による小動脈病変のように結合組織へ血漿成分の滲出がおこり，均質化へ進む場合である．

(6) アミロイド変性（類でんぷん変性）

アミロイドは，ヨード・ヨードカリ液で赤褐色に染まることから，でんぷんに似た物質と考えられてきたが，現在は特異な蛋白質からなり，でんぷん反応は混在する糖蛋白によるものとされ，病理学的にはコンゴー赤で染まり，偏光顕微鏡下では緑色を呈する．

毛細血管や小動静脈壁および周囲の結合組織に沈着し，ほとんど全身にわたって分布するが，とくに腎臓や心筋では尿毒症や心不全の原因となる．結核などの慢性感染症に併発する場合があり，またアミロイドの特異蛋白のなかに，免疫グロブリンの軽鎖（light chain）分子が含まれていることなどから，免疫グロブリンの異常代謝との関連性が指摘されている．

> 注●● アミロイドーシス：特殊な線維性蛋白質のアミロイドが血管壁などを中心として全身の臓器や組織に沈着する疾患で，慢性の炎症性疾患や多発性骨髄腫などに続発する二次性のアミロイドーシスと，原因が確定されていない原発性アミロイドーシスがある．進行すると臓器の機能が障害され，死に至ることがある．

(7) 脂 肪 変 性

細胞内に，脂質が過剰に沈着出現する状態を，脂肪変性と呼ぶ．ここで脂質は，中性脂肪，コレステロールおよびコレステロール・エステルを指し，沈着物は，これらの混合であることもある．脂肪類は，有機溶媒を標本作製の過程で使用すると，溶出して明るい空隙として認められる（図 5-2）．組織学的には，凍結切片にズダン（Sudan）III，ズダン黒（Sudan black）などの染色をほどこし検出する．コレステロール結晶は偏光顕微鏡による．

脂質は，構造要素として膜などでは不可欠の素材であるし，またエネルギー源としても貯蔵されているが，脂肪滴とか結晶状態で形態学的に検出されるのは，ほとんど常に細胞に明らかな代謝障害のある場合である．すなわち脂肪の利用が阻害されたり，脂肪供給が過剰であったり，あるいは合成が過剰に進んだりすることが考えられる．脂肪変性は酸素欠乏，薬物中毒，感染などの際，肝臓や腎臓の実質細胞にしばしば認められる．また，動脈硬化症の1つであるアテロームは，コレステロールなどの供給過剰でおこりやすいことが知られている．

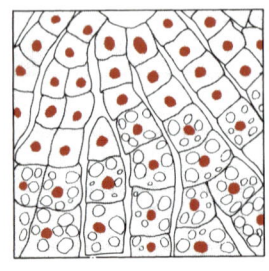

A) 肝細胞中の小滴状脂肪顆粒（空胞がそれに相当する）

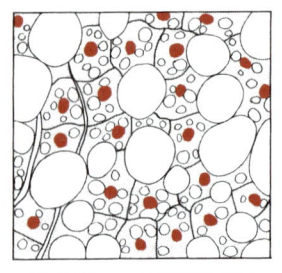

B) アルコール性脂肪肝の大滴状脂肪顆粒

図 5-2　肝臓の脂肪変性

(8) 色素変性

　生体に存在する色素は，血色素（ヘモグロビン hemoglobin）系，メラニン（melanin）系，視色素（visual pigment）などが主なものである．

　色素変性（pigment degeneration）は，これらの色素の生理過程に代謝異常がおこると，体の各部に病的色素沈着としてあらわれる．その他，体外から移入された煙草の煙や塵埃中に含まれる炭粉の肺間質やリンパ節への沈着症，また入墨（tatoo）のような外来性色素の沈着もある．これらには，いずれも病的意義はない．

A）血色素の代謝障害

　赤血球が壊れると，ヘモグロビンは食細胞により摂取され，分解されて，その一部は肝臓で胆汁色素に変えられ，胆汁として小腸に排泄され吸収される．急激に崩壊すれば，赤血球食現象（erythrophagia）が，脾臓や肝臓のクッパー細胞などの貪食細胞内にみられる．血液のなかで溶血がおこると，ヘモグロビンが尿中にあらわれる（ヘモグロビン尿）．

B）胆汁色素と黄疸

　赤血球のヘモグロビンは，クッパー（Kupffer）細胞（星状大食細胞）や脾臓の網内系細胞のなかで，ビリルビン（bilirubin）に変えられる．こののち肝細胞中でグルクロン酸抱合をうけて，胆汁（bile pigment）として分泌され，消化に利用される．他方，消化管の腸内細菌により還元されたビリルビンは，ウロビリノゲンとなって大部分大便とともに排泄されるが，一部は吸収され肝臓に入ってふたたびビリルビンとなって再利用され，他は腎臓を通り尿中へ排泄される．

　以上の肝臓を中心としたビリルビン代謝経路に障害がおこると，血中のビリルビンが過剰となり，全身性黄疸（jaundice, icterus）が発生する．

　(1) ビリルビンが生産過剰で肝細胞で処理しきれないと，血中アルブミンと結合したビリルビンが充満する（新生児重症黄疸や溶血性黄疸）．これを間接型ビリルビンといい，Van den Bergh の間接反応が陽性である．尿中には排泄されない．

> 注●● **全身性黄疸**（jaundice）：皮膚，粘膜および臓器がビリルビンの色をとって，黄色になることをいう．
> 注●● Van den Bergh 反応：血清ビリルビンを呈色反応で定性する場合，Ehrlich のジアゾ試薬を使うが，その際，ジアゾ試薬を入れて直接呈色する場合，Van den Bergh **直接反応陽性**といい，定性されたものを**直接型ビリルビン**という．ジアゾ試薬に直接反応せず，アルコールで除蛋白後に反応するビリルビンを**間接型ビリルビン**という．

　(2) 肝細胞ないし胆道の流出経路に障害があって胆汁が排泄されないと，ビリルビンは血中へ入ってうっ滞性黄疸となる．この場合の血中ビリルビンはグルクロン酸抱合を受けているため，直接反応陽性であり，尿中に排泄される（直接型ビリルビン）．また便中のビリルビン，ウロビリノゲンは消失し，尿中のビリルビンは増加するのに反し，ウロビリノゲン，ウロビリンはなくなる．

C）血鉄素

ヘモグロビンに由来する鉄を含有する黄色粒状の物質で，ベルリン青で青色に染まる．血鉄素（ヘモジデリン hemosiderin）が沈着することを血鉄素症（ヘモジデローシス hemosiderosis）という．多量の輸血や溶血のあとで，通常，肝臓，脾臓などの網内系細胞に認められ，高度な場合は肝臓，腎臓などの実質細胞中にも沈着する．

D）メラニンの代謝障害

自家形成色素の代表であるメラニン（melanin）は，生理的に皮膚，毛髪，網膜などに多量に存在する黒褐色の色素で，神経堤（neural crest）由来のメラニン細胞（melanocyte）で合成される．チロジナーゼという酵素により，チロジンからつくられる．メラニンは，紫外線曝射により皮膚に増加する（日焼け）ほか，悪性黒色腫では大量に生産される．

3）加齢と老化

老化とは，加齢にともなう生理的機能の減退と考えられるので，老化度と年齢との間には一定の関係が存在する．加齢は暦年齢の増加を意味し，われわれは暦年齢をもって常識的な老化度の基準としている．

それぞれの動物にはそれぞれの平均寿命があり，ヒトといえども120歳ぐらいを限界とする．この事実は，それぞれの動物種は遺伝的に寿命が定まっているためと考えられるが，人間の寿命が各個人によっても遺伝的にプログラムされているかどうかは，いまだ未解決の問題である．いま老化の進行の終末点が死であるとすると，生理学的年齢の表現である老化現象は遺伝と環境の両方によって規定されていると考えるべきであろう．

一般に老化によって変化を受けやすい臨床検査成績は次のようなものである．たとえば，アルブミン，赤血球，ヘマトクリット，ヘモグロビン，血圧，運動機能などの全身臓器の機能と関連するもの，視力，眼底所見，聴力，心電図や脳波異常，PSP排泄試験，筋力といった臓器丸ごとの機能を代表する項目などが多い．それに反し，細胞内外の環境因子である Na，K，Ca，Mg，Cl など，細胞の生活活動に不可欠なものは年齢とかかわりなく不変である．

以上のことは，組織レベルから臓器レベルないし臓器間レベルといった，生体系の階層関係が生体全体に近づくほど加齢変化が強くなる傾向を物語っている．その理由は，細胞よりも組織，組織よりも臓器ないし臓器系というように，体制が高度化すると，そのまとまった機能を維持するため，多数の物質と複雑な調節機能の関与が必要となり，そのなかのどこかが加齢により変化を受ければ，臓器全体の機能低下につながる可能性があるからである．

個々の高齢者の実状をみれば，すべての人にみられる生理的加齢現象のほかに，しばしば随伴する生活習慣病（成人病）や老人病が混在しているが，理論的には生理的加齢と病気とは区別して考えたほうがよい．もちろんこれらは密接に関連しあったものであることはいうをまたない．

加齢による臓器機能の低下は，臓器の実質細胞の数の減少，消耗色素（リポフスチンなど）の蓄積，間質の硬化などの形態変化をともなっている．個体全体としては，ホメオスタシス機構が緩やかに低下し，それ自体は病気というほどのことではないが，感染やいろいろなストレスに対する防御力や回復力が減退し，疾患にかかりやすくなる．

> **注** ●● **生活習慣病**：1996年10月から「成人病」という用語を「生活習慣病」と改めることが決められた．脳血管障害，高血圧，心臓病，糖尿病，肺癌，大腸癌，胃癌などの多くの病気に，喫煙，飲酒，高塩分食などの生活習慣が影響している可能性があり，これらの病気を予防するためにも生活習慣の是正が重要であることを強調する目的がある．

4）生活習慣病

(1) 胆石症

胆石症は，妊娠経験のある肥満した中年の女性に多い疾患で，男女比は1対2から1対5とされている．胆石はコレステロールの含有量によってコレステロール系結石とビリルビン系結石に分類される．最近は食生活の欧米化にともない，コレステロール系結石が増加している．コレステロール系胆石は胆汁の成分が不均衡になってコレステロールが析出することで形成されるが，ビリルビン系胆石の形成には大腸菌の胆道感染が関与している可能性がある．以前から胆石症は胆嚢癌の危険因子と考えられており，胆嚢癌の60％以上に胆石が合併している．しかし，胆石症に胆嚢癌が発生する頻度は低く，胆嚢癌が発生した結果として胆石が形成される可

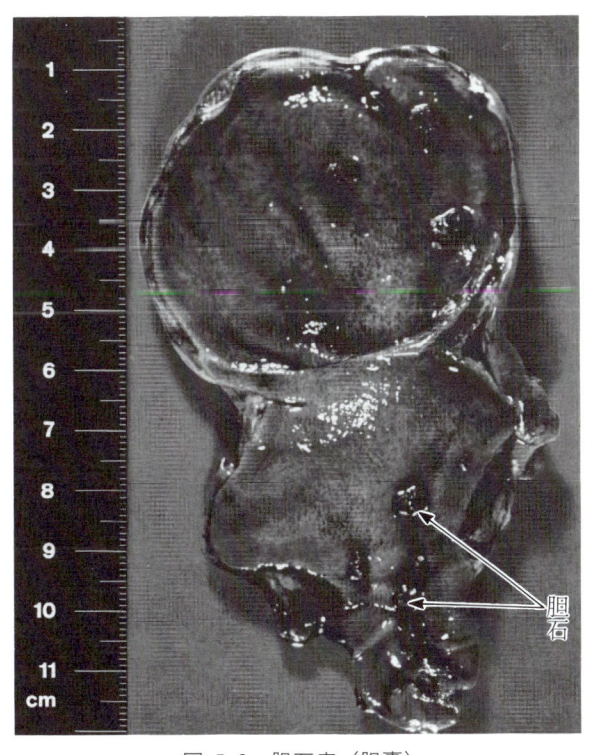

図 5-3 胆石症（胆嚢）

能性が高い（図5-3）．

他方，尿路結石は，その組成から尿酸塩石，シュウ酸塩石，リン酸塩石などに分けられる．その他，唾石，膵石，糞石，肺石，気管支石などがある．

(2) 糖尿病

糖の利用が障害されて高血糖をきたし，耐糖能が低下する疾患を糖尿病と総称する．インスリン分泌の低下や作用の障害によって発生する原発性糖尿病と，膵臓癌や膵炎による膵臓実質の消失などによって生じる続発性糖尿病に大別される．原発性糖尿病は，インスリン依存型（insulin dependent diabetes mellitus：IDDM）とインスリン非依存型（non-insulin dependent diabetes mellitus：NIDDM）に大別され，IDDM は，インスリン分泌量の低下によって20歳までの若年者に発生するいわゆる若年型糖尿病（Ⅰ型糖尿病）に，NIDDM はインスリンに対する反応性が低下し，成人になって発症する成人型糖尿病（Ⅱ型糖尿病）にほぼ対応する．若年性糖尿病の発症には遺伝的背景，免疫学的異常，環境因子などが関係しているが，膵島細胞とりわけインスリン分泌細胞の自己免疫異常による破壊が重要な要因となっている．成人型糖尿病は糖尿病患者の大部分を占め，発症に遺伝的要因が関係しているが，病因は十分に解明されていない．長期にわたって糖尿病の状態が持続すると，微小血管の障害や動脈硬化症の促進，神経障害（糖尿病性ニューロパシー）が発生する．結果として糖尿病性腎症，糖尿病性網膜症などの発症をみる．

(3) 痛風

長期にわたる高尿酸血症によって尿酸塩が関節軟骨や周囲組織に沈着し，激痛をともなって発症する急性の関節炎をいう．尿酸塩は腎臓の間質にも沈着して機能障害をもたらす．男女比は20対1と圧倒的に成人男性に好発する．遺伝的な要因もあるが，飽食，栄養過多が直接の原因で，高脂血症や肥満を合併することが多い．

(4) 動脈硬化

動脈壁の弾性が低下して硬くなった病態を動脈硬化，動脈が硬化して循環障害が発生する病態を動脈硬化症という．動脈硬化は大動脈から末梢の細動脈まで発生するが，発生部位によって形態が異なる（**口絵①**）．**粥状硬化**は大型から中型の動脈に発生し，肥厚した内膜に粥腫（アテローム）を形成する．メンケベルグ型の動脈硬化は筋性動脈の中膜に石灰化が認められ，糖尿病性動脈硬化に好発する．小動脈や細動脈では内膜から中膜に硝子様物質が沈着して細動脈硬化を形成する．粥状硬化でみられる粥腫は，内膜内に形成された脂質の集積巣で，進行すると石灰化が生じたり，潰瘍化する．発症要因としては，高脂血症，高血圧，糖尿病，喫煙などがあり，一種の生活習慣病と考えられるが，最近，歯周病菌の感染による血管内腔からの炎症性破壊が原因の1つとして注目されている．

3. 壊死と死

1) 壊　　死

　壊死とは，局所におこる細胞や組織の死であって，個体全体の死とは区別した表現である．

　壊死の原因としては，循環障害による虚血（ischemia）がまずあげられる．細胞の生命活動に必要な酸素や栄養の供給が絶たれる場合である．その他，物理的原因として，高温，低温，放射線などがあり，化学的なものとしては各種の中毒がある．微生物の作用も，トキシンという代謝産物による化学的作用によるものといえる．ウイルスなどは，直接細胞核ないし細胞質内で細胞の代謝系を利用して増殖し，結局，細胞を死に至らしめる．

(1) 壊死の分類

　壊死に陥った細胞の核を顕微鏡で観察すると，標本染色液（ヘマトキシリン）に濃染したり，融解や崩壊がみられ，細胞質は好酸性が増し，構造が不明瞭になる．心筋や横紋筋では横紋が不明瞭になり，細胞体も膨化あるいは収縮し，輪郭も不明瞭となる．

　壊死の形としては，凝固壊死（coagulation necrosis）と融解壊死（liquefaction necrosis）の 2 つに大きく分けられる．

　凝固壊死は，壊死化した部が，そのまま無構造の凝固した組織として残ってしまうものであり，心筋梗塞，腎臓・脾臓の貧血性梗塞や，結核の乾酪化巣などがこのタイプに属する．

　融解壊死は，壊死に陥った組織がしだいに融けてゆくものであり，中枢神経の壊死に特徴的なものである．脳軟化症といわれるゆえんである．

　壊死になった組織に腐敗が加わると，壊疽（gangrene）になる．特殊な腐敗菌の作用で，壊死組織は腐敗性悪臭を放ち，周辺に漂う．肺壊疽，腐敗性子宮内膜炎などがそれに相当する．

　四肢の先端に発生した壊死（動脈硬化症による）が，しだいに乾燥し，硬化した状態をミイラ化（または乾性壊疽）という．

(2) 壊死巣の運命

　壊死に陥った細胞の本質は変性蛋白であるので，個体にとっては自己（self）とは認められないものである．したがって，これは貪食細胞に貪食されて分解，処理されるが，それが不可能な場合は，結合組織で分画・被包化される．凝固巣でも，結核の乾酪化巣などはしだいに吸収され空洞化する．心筋の凝固壊死は，集まってきた白血球のライソームに含まれる蛋白分解酵素によりしだいに分解され，血管と結合組織が侵入し，のちに瘢痕化する．脳などの軟化巣は，周辺に神経膠細胞と膠

線維が増加して分画され，軟化性嚢胞としてとどまる．

■ 2) 死

　死（death）の判定は，生命維持に重要な心臓，肺，脳などの主要な器官の機能が停止したことを確認して下されてきた．したがって，日本においては，脈拍の停止，呼吸運動の途絶，瞳孔反射の消失が 24 時間続いたことを法的な死の判定基準としてきた．しかし，近年，臓器移植の治療が進歩した結果，死の判定基準が再検討され，脳幹を含む脳全体の機能の不可逆的停止を**脳死**と定義し，脳死の判定をもって人の死とすることが認められるようになった．

　何らかの原因で脳の機能が停止した病人は，人工呼吸器などの生命維持装置によって基本的な生命機能を保持しているのであるが，予め表明されていた本人の同意を条件として，心臓，肝臓，腎臓などの臓器が脳死患者から摘出され，臓器移植による治療のために提供されている．しかし，脳幹も含めて脳のすべての部分で活動電流が消失したことを的確に証明することは困難であり，脳死の問題については国によって異なる宗教観や倫理観の問題もあって，世界的に一致した見解には達していない．

　脳死に関連して，**植物人間**または**植物状態**について簡単に解説する．一般に植物状態とは，広範な脳の損傷によって動物性の運動機能は失われたが，生存に必要な植物性機能が保たれている状態で，慢性の意識障害患者の状態を表現している．したがって，人工呼吸器などは不要である．すなわち自力移動や経口摂取はできず，意思の疎通がみられないとともに大脳皮質の機能が広範に破壊されている状態であるが，脳幹の機能が保たれている状態と理解することができる．脳死とは根本的に異なる病態である．

　死が確定してからのち，死後変化として，体温が低下する**死冷**，血液分布の片寄りによる**死斑の出現**，筋肉組織に発生する**死後硬直**や**血液凝固**などが認められる．

■ 3) アポトーシス

　さまざまな障害によって発生する細胞や組織の病的な死は**壊死**と総称されるが，これに対して生理的な細胞死や変態，生理的な組織の退縮にともなう計画された細胞死があることが発見され，この現象は**アポトーシス**（apoptosis）と命名された．人間の発生過程では，顔面や口腔領域で複雑な組織の融合や消退がみられるが，これらはすべてプログラムされた細胞や組織の脱落現象であり，アポトーシスとして理解されている．このような**プログラム細胞死**の場合は，通常の病的な細胞死とは異なり，ATP レベルが保たれたまま細胞が濃縮して脱落すると考えられている．また，細胞内容が周囲に浸潤することがないので，炎症は発生しない．

　細胞が脱落していく仕組みが生理的に人間の身体に存在することは，身体の構成細胞を一定に保つための能動的な機構が備わっていることを意味しているのであり，癌発生の仕組みの解明にもアポトーシスは重要な鍵になり得ると思われる．

第6章 進行性病変

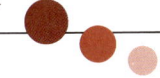

　組織や器官は，成熟を遂げたあとでも，さらに機能上の負荷が加わると，構成細胞の増大，増殖がおこる．これは組織や器官のおかれている状況が変わったため，これに対する機能の適応を果たすため，大きさや形が変わる場合で，仕事肥大や代償性肥大がそれにあたる．

　また，組織に欠損がおこったあと，それを補うため組織の新生のおこる場合があり，再生がそれにあたる．

1. 肥大と増殖

1) 肥　　大

　組織または器官が，個々の実質細胞の容積が増すことによって全体の大きさや重量を増すことを**肥大**（hypertrophy）といい，個々の細胞の数が増えることによって大きさや重量の増大を果たすことを**増殖**（hyperplasia）といっている．

　肥大のもっともわかりやすい例は，筋肉労働やスポーツによる骨格筋の発達である．骨格筋は成熟後は細胞分裂を行わないので，もっぱら容積の増大で対応する．

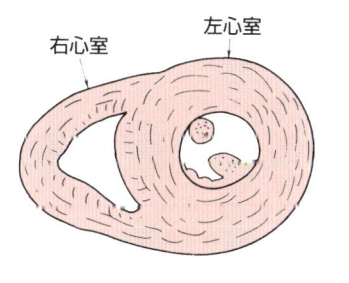

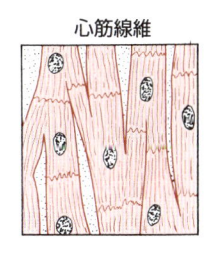

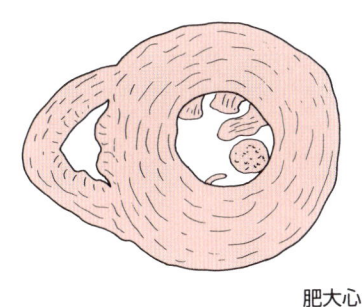

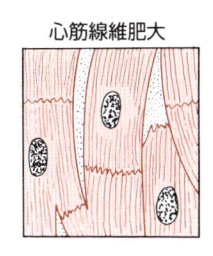

図 6-1　心筋の肥大

仕事肥大といわれるものである．心筋も同様で，高血圧症や，スポーツなどにより重量比で2〜3倍に達することもまれではない．左心室の肥大が主であるが，弁膜性疾患では病変の場所に応じて，特定の心房や心室壁に肥大がおこる（図6-1，口絵⑥）．

しかし心臓は，ある程度以上の対応肥大（500 g以上）は不可能で，肥大した筋線維を養う毛細血管網の不足から小壊死と線維化が進み，心不全へ向かう．**代償肥大**では，腎臓のような対になっている臓器で，片方がやられた場合，残った腎臓に肥大がおこることが知られている．糸球体が肥大し，尿細管上皮の増殖がみられ，重量は正常腎臓の1.5〜2倍に達する．

偽肥大（仮性肥大）は，みかけ上は器官の容積は増しているが，実質細胞には変性萎縮があり，その実質容積の減った部分がそれ以上に結合組織や脂肪で置換されている場合である．

2）増　　殖

増殖は，外からあるいは内からの増殖刺激によっておこる反応で，刺激がなくなればもとに復する可逆性の場合が多い．その点，進行性に自己増殖する腫瘍とは自ら区別される．

例をあげると，高山生活者など酸素分圧の低い環境では，酸素要求に応じて骨髄で赤芽球が刺激され，多血球症があらわれる．また，急性感染症で骨髄に顆粒球の増加がおこる．

内分泌系では，相互干渉的に働いてバランスのとれているものが破綻すると，どちらかの器官に増殖がおこる．去勢後の下垂体ゴナドトロピン細胞の増殖とか，ヨード欠乏による甲状腺過形成などがある．その他，糖尿病の母親から生まれた子どもには，母親のインスリンを補うための膵島の過形成がみられる．しかし，高年男子に多発する前立腺肥大，女性の乳腺症や子宮内膜増殖症など，必ずしも因果関係のはっきりしない増殖も多い．

> 注●● **前立腺肥大**（prostate hypertrophy）：70歳以上の男子に好発する病態で，前立腺の内側外分泌腺が増殖し，尿道の入口および前立腺内尿道部分を圧迫するため，尿の出方が悪くなる．性ホルモンの不均衡によるとされている．
> 注●● **乳腺症**（mastopathy）：中年期女性にみられる乳腺の腺房の異常増殖である．増殖した腺管は，囊胞状に拡張したり，周囲の線維増生に圧迫されたり，上皮がアポクリン化生をおこしたりする．原因は，女性ホルモンの不均衡によると考えられている．
> 注●● **子宮内膜増殖症**（metropathy）：子宮内膜腺が増殖し，囊胞状に拡張したり，上皮の過形成がみられる．間質に出血をともないやすい．ホルモンのアンバランスによると考えられる．

2. 再　　生

再生（regeneration）とは，組織の欠損が，増生した同じ種類の組織で補われ，も

との状態にかえる現象をさす．

　われわれの身体は，生理的に絶えず古い細胞は老化死滅し，未分化な芽細胞が分化増殖してこれを補うといったように，細胞単位で絶えず新陳代謝が行われている．

　このようなことは，表皮，消化管上皮などの固着した被覆細胞でも，骨髄や血球のような遊離細胞，造精子細胞などで常に行われている現象である．これを**生理的再生**と呼んでいる．もとになる未分化芽細胞のない神経細胞や骨格筋，心筋細胞には，再生はおこらない．

■ 1) 再生の分類

(1) 未分化芽細胞の増殖による生理的再生

　表皮，粘膜上皮，骨髄，睾丸などでみられる．表皮，粘膜上皮では，基底部にある芽細胞の増殖により，骨髄や睾丸では，骨髄芽球，精祖細胞の増殖分化により再生のサイクルが繰り返されている．

(2) 新生芽組織の増殖による再生

　間質組織，すなわち結合組織や軟骨・骨組織の再生は，それぞれの芽細胞である線維芽細胞，骨芽細胞，軟骨芽細胞からなる芽組織が増殖し，それぞれの組織に特有な基質が形成され，再生が行われる．結合組織の再生は肉芽組織（p.55）のところを，また骨組織の再生は骨折の治癒（p.56）のところを参照のこと．血管の再生は，毛細管レベルではきわめて旺盛である．

(3) 欠損部よりの延長による再生

　末梢神経は，切断端から神経線維が延長して再生が行われる．切断端からときに過剰再生がおこり，切断神経腫を形成することがある（図6-2）．

　心筋とか脳では，心筋細胞，神経細胞に再生能がないので，欠損部は結合組織または神経膠組織が埋め，瘢痕化する．

> **注** ●● **切断神経腫**（amputation neuroma）：末梢神経が切断されたときにおこる近位切断端からの神経線維の手毬状の過剰再生．

■ 2) 再生の機転

　再生がおこったり，一定の大きさになったら停止するといった機転を支配している法則については明らかにされていないが，次のことが関連していると考えられる．

　(1) 被覆上皮細胞などでは，お互いに直接接触することによる情報交換（接触抑制 contact inhibition），

　(2) 1つの組織系（たとえば上皮系とか結合組織系）のなかの化学情報作用（抑制因子ケイロン chalone, 成長因子 growth factor など），

　(3) 一般的な成長増殖に関する因子（成長ホルモン，インスリン，性ホルモン），
など．

図中のラベル:

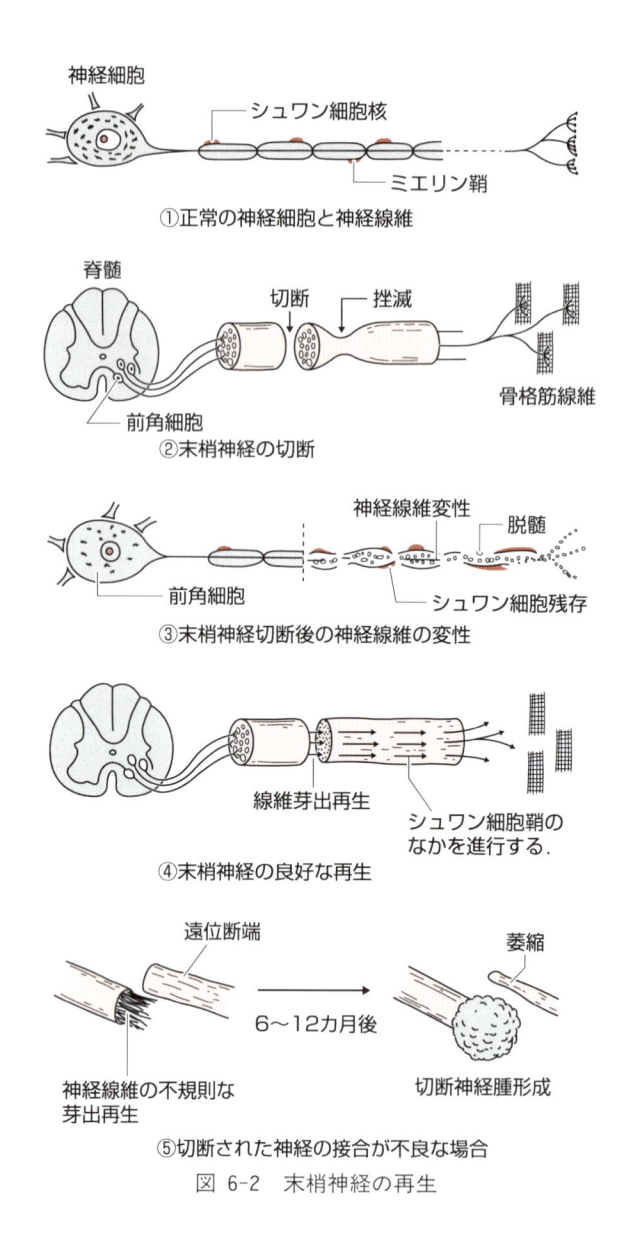

神経細胞
シュワン細胞核
ミエリン鞘
①正常の神経細胞と神経線維

脊髄
切断
挫滅
前角細胞
骨格筋線維
②末梢神経の切断

神経線維変性
脱髄
前角細胞
シュワン細胞残存
③末梢神経切断後の神経線維の変性

線維芽出再生
シュワン細胞鞘の
なかを進行する．
④末梢神経の良好な再生

遠位断端
萎縮
6〜12カ月後
神経線維の不規則な
芽出再生
切断神経腫形成
⑤切断された神経の接合が不良な場合

図 6-2　末梢神経の再生

3. 化　　生

　組織ないし細胞の化生（metaplasia）とは，もうすでに分化成熟を遂げた組織や細胞が，性質や形の異なる別の細胞組織に変化することをいう．例をあげると，気管支や子宮頸部の粘膜円柱上皮は，慢性炎症によりしばしば扁平上皮に化生する．また通常は角化のおこらない尿管系や膀胱の移行上皮が，結石や慢性炎症で角化をともなう扁平上皮に変わる．また肺線維化巣では，肺胞上皮はさいころ状上皮になり，化生をおこす．

■ 1) 化生の意味

　化生の意味するところは，局所条件の変化に対する一種の適応現象ともいえよう．気管支に例をとれば，化学的刺激や炎症によって上皮の剥離と再生が繰り返されるうちに，円柱上皮とその下列にある基底細胞（予備細胞 reserve cell）が重層扁平上皮化する．これは，円柱上皮が剥脱し，基底細胞→円柱上皮の正常過程が偏向して，扁平上皮に変わったもので，このほうが病的刺激に対し安定した形態なのである．尿路系にみられる移行上皮→扁平上皮化生の場合でも同じようなことがいえる．しかし，視点をかえ，酵素系とくにアイソザイムなどの生化学的解析からは，化生といわれるもののなかには，母組織の分化表現方向の転換とばかりはいいきれない場合もあり，ある種の遺伝子形質変換がおきることもありうることが示唆されている．このような形質転換では，腫瘍発生の可能性も含んでいるものである．したがって化生を腫瘍発生の前駆症状とみなす考えも成り立つ．

> **注** ●● **遺伝子形質変換**（genetic transformation）：突然変異などによる遺伝子の組み換えでおこる個体の新しい性質の変換をいう．

■ 2) 化生の分類

　前述の気管支粘膜の例は，表層円柱上皮の欠損を補うため，芽細胞である基底細胞が増殖分化する際に扁平上皮に化生したわけで，再生を前提にした化生である．したがって，これを**間接化生**という．それに対し，結合組織が直接骨組織に化生する場合がある．それは，胸膜の胼胝や粥状動脈硬化症や古い結核の瘢痕病巣などにみられるもので，まず病巣に石灰沈着がおこり，局所の線維細胞が骨芽細胞に変わり，骨基質をつくり化骨する．これは再生をともなわず，細胞が直接に化生する（直接化生）．しかし化生では，あくまで母組織や母細胞のもっている潜在的分化能の枠をこえることはなく，扁平上皮が線維細胞になったり，骨細胞が円柱上皮に変わったりすることはない．

4. 移　　植

　機能を失った臓器を，他の個体からとった臓器をもって移し替えて，代行させることは，昔からの人類の夢であった．紀元前5世紀頃，医聖として知られるヒポクラテス Hippocrates の著書のなかに，皮膚欠損を治療する方法として，皮膚移植に関する記載がみられる．インドの古典にも，皮膚移植を行う方法が書かれている．一方，他の人や動物からの移植は生着しないことも昔から知られていた．これが免疫学的拒絶反応であることを，初めて明らかにしたのは，メダワー Medawar らである（1953）．皮膚移植実験で，二次移植が一次移植より，より強く拒絶されることから，拒絶反応は免疫反応であることが立証された．

■ 1) 移植の分類

移植（transplantation）とは，提供者（ドナー donor）の体の一部（グラフト graft）を，本人または他の受容者（レシピエント recipient）に植えることをいう．

移植には次の3種類がある．

(1) 自己移植
(2) 同種移植（同系移植と異系移植がある）
(3) 異種移植

■ 2) 移植と拒絶反応

自己移植は，同じ個体内での移植で，拒絶反応はなく，グラフトは永久に生着する．同種移植は2つに分けられ，そのうちの同系移植はドナーとレシピエントの遺伝子が同一の場合で，一卵性双生児（idential twin）がそれにあたり，グラフトは永久に生着する．異系移植は，遺伝的に異なるドナー，レシピエント間の移植であり，拒絶反応がおこりうる．臨床医学でもっとも問題になるのはこのような症例で，臓器移植の大半は，異系移植の例である．異種移植は，動物の種類の異なる間での移植である（たとえば，ヒヒ猿 baboon→人）．通常は拒絶反応がただちにおこり生着しない．

異系移植で，移植片（allograft）が生着しないのは，移植片細胞の表面にある組織適合抗原（histocompatibility antigen）の違いを，レシピエントのリンパ球が認識して非自己とみなし，免疫学的に拒否反応をおこすからである．組織適合抗原は，また HLA とも呼ばれ，ヒトでは第6染色体短腕に存在する HLA 遺伝子の支配を受けて発現する．したがって，移植を成功させるためには，HLA のなるべく近縁な人をドナーに選ぶことが必要である．最近，免疫抑制剤シクロスポリン（cyclosporine）が使用されるようになってから，移植成績は格段にあがった．

> 注●● 移植片対宿主（GVH）反応：臓器移植の際に起こる反応としては，移植された臓器を宿主が攻撃し拒絶する反応（HVG）のほかに，移植された臓器に含まれるリンパ球が宿主を攻撃する移植片対宿主（GVH）反応がある．GVH は graft versus host の略語で，ヒトでは同種の骨髄移植に際してしばしば認められる．

■ 3) 組織の培養

体外培養は，宿主からとり出した組織を人工培地に植える一種の移植作業で，腫瘍株などでは何代も植えついでゆく継代培養による保存も可能である．人工培地であるから，培地の成分をいろいろ変えることによって，つまり培養条件の変動により培養細胞の特性を研究でき，そのため宿主にあったときの性格も類推できる．しかし培養とはあくまで人工的環境飼育なのであって，それに適応して生きている細胞ということを忘れてはいけない．生体にあるときは，血液の循環があり，内分泌的影響があり，免疫による監視があり，全体の一部として，生体の内部環境維持機構の制御をうけて生活しているからである．

5. 創傷治癒・組織内異物の処理

■ 1) 創 傷 治 癒

　創傷治癒は，一種の組織の補修現象である．損傷が大きいと，もとの形への再生復元はむずかしく，損傷部位を肉芽組織で補綴し，のちに瘢痕化することにより傷痕を残したまま修復は完了する．

(1) 肉芽組織の増殖と治癒瘢痕化

　いま表皮に外傷や熱傷で，ある程度大きなびらんないし潰瘍ができたとすると，1週間もたつと，創面に肉のようなやわらかく，赤い顆粒状の粒々をともなった出血しやすい組織ができてくる．この新しくできた幼弱な組織は**肉芽組織**（granulation tissue）と呼ばれている．これを組織学的に調べてみると，赤い顆粒状の粒々とは，毛細血管を中心にした線維芽細胞の増殖で，組織全体としてはいまだ膠原線維が少なく，水分の多い基質からなり，白血球や貪食細胞などを含んでいる．これらの細胞は壊死に陥った組織や細胞破片や細菌などを貪食し，清掃役を果たしているのである．しかも，毛細血管が豊富で血液の供給がさかんであると，組織の増殖や清掃活動が活発にできるから傷の癒りも早いことになる．したがって，やわらかいひきしまった血色のいい肉芽組織は，"**良い肉芽**"といわれ，創面の包帯交換の際，それをみてすみやかな傷の治癒を予見できる（図6-3）．それに反し，血色に乏しく，浮腫状で混濁した感じの肉芽は"**悪い肉芽**"で，傷はなかなか癒らない．全身状態が悪かったり，栄養が不良だったり，放射線で毛細血管が障害をうけたりしていると，肉芽組織の血液循環は不十分で，線維芽細胞の増殖も不良のため，縫合した傷が接着せずに開いてしまうことがある．また健康な人でも，細菌感染が加わったりすると悪い肉芽ができ，治癒が遅れることがある．

　肉芽組織は，日がたつにつれてしだいに膠原線維が増して，毛細血管，遊走細胞が減少し，遂には硬い結合組織性の瘢痕（scar）に変わり，さらに時日の経過ととも

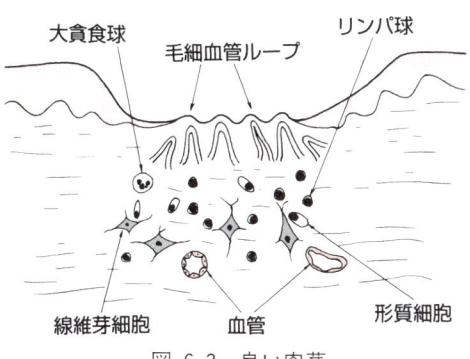

図 6-3　良い肉芽

に収縮して，瘢痕性収縮をおこすに至る．

　肉芽組織のできる量，したがって瘢痕の大きさなどは傷の性質や細菌感染の強さなどによって異なる．たとえば，外科的手術で創られた傷は，細菌感染もなく，最少限の量の肉芽組織で治癒するけれども，鈍な外力による複雑な傷，深い熱傷，細菌感染の加わった傷などでは肉芽組織の量も多く，瘢痕も大きくなる．前者のきれいな傷の経過を**一次的治癒**（外科的治癒）といい，虫垂摘出後の皮膚瘢痕や，胃，腸の吻合手術のつながり方などはこれに相当し，月日がたつと吻合部などはほとんど見分けがつかないほど瘢痕は小さくてすむ．後者の大量の肉芽と瘢痕の残存をともなう場合の創傷を**二次的治癒**（肉芽形成治癒）という．一応このようにして区別してはいるが，両者の間に本質的な違いはなく，単なる程度の差にすぎない．

(2) 骨折の治癒について

　骨折をおこすと，骨折端を中心にして血管が切れるため出血して血腫ができる．やがて血腫が吸収され，折れた骨の間に一種の肉芽組織がつくられ，骨をつなぎあわせることになる．しかし，この肉芽組織は一般のそれとは異なり，線維芽細胞の代わりに骨芽細胞（osteoblast）が増殖し，膠原線維とともにリン酸カルシウムの豊富な基質成分をさかんにつくる．このような肉芽組織を仮骨（callus）と呼んでいる．このようにして骨芽細胞により骨基質がつくられ，石灰が沈着して骨組織がどんどんできていく一方，この骨組織を一方では破壊する破骨細胞（osteoclast）が，仮骨形成に参加する．破骨細胞は，かなり無差別につくられていく骨を，部分的に壊し，削りながら，支持組織として力学的に合理性をもった骨梁を構築してゆくのである．再生途上にできる未完成な骨組織を**類骨**（osteoid）と呼ぶが，類骨が骨組

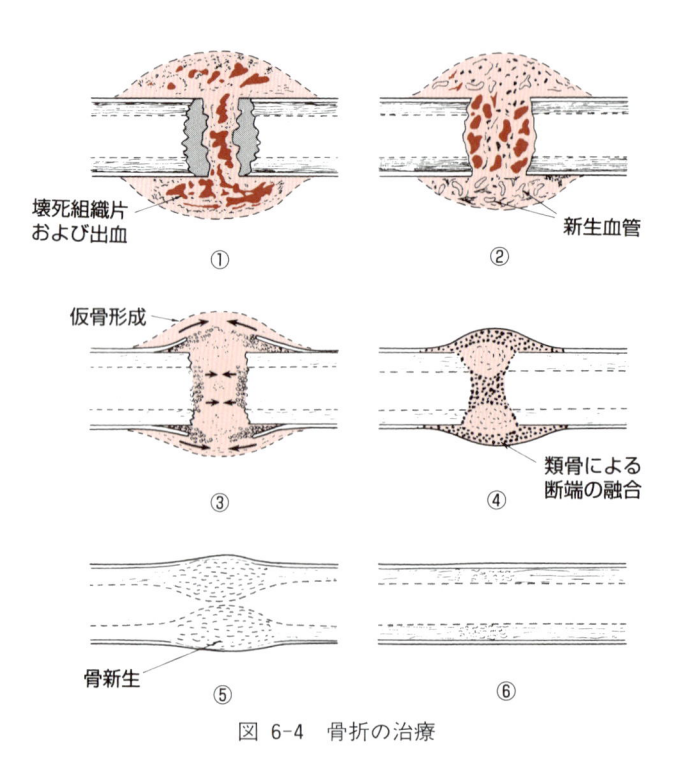

図 6-4　骨折の治療

織へと完成するためには，ある時期から負荷が必要である．すなわち適当な力が加わることにより，骨形成は刺激をうけ，骨の完成が速められる（図6-4）．骨折を治すのに，ただいつまでも骨を固定しておくだけでなく，ある時期から適当な運動が必要とされるゆえんである．

しかし他方，はじめに固定が不十分だと安静を欠き，骨折断端が動き，骨組織による接合形成が進まず，骨折部位に偽関節（nonunion）ができる．これは，骨折治癒の失敗を意味する．しかし固定そのものに問題がなくとも，高齢による衰弱とか，悪性腫瘍による栄養障害など，全身状態が悪いときは偽関節になりやすい．

また化膿性骨髄炎や，化膿をおこした骨折では，局所に壊死に陥った骨片である腐骨（sequester）ができてくる．この場合，腐骨を中心にして膿瘍ができ，それを被包する器質化が進むが，一方，排泄孔として瘻孔（fistula）が形成され，絶えず膿が外へ流れでる状態となり，きわめて難治的となる．他方，残っている骨組織からは骨の新生がおこり，ここに，骨壊死，瘻孔形成をともなう化膿と骨新生の混じりあった，複雑な骨の病態ができてくる．

2) 異物の処理

体外から入った異物，たとえば金属粉とか，縫合糸，油蠟製剤，寄生虫卵などや体内で死滅した細胞組織，血栓，炎症滲出物などで異物化したものは，生体の反応機構により，排除，器質化，被包などをうけ処理される．

(1) 異物の排除

異物の性質により，融解されうるものや，場所によっては外界へ排除されるものがある．大葉性肺炎（p.64，肺炎双球菌性肺炎）では，大量の線維素塊が炎症滲出物として肺胞腔を充塡するが（線維素性炎），そのあと出現する白血球の崩壊によって遊離するライソソームの蛋白分解酵素が線維素を融解し，痰として大部分は完全に排出される．また肺胞内に入った塵埃は，肺胞内の貪食細胞に貪食され，気道を経て喀出されるか，リンパ節へ移動し，沈着し排除される（肺周囲リンパ節の炭粉症）．赤血球や白血球の死んだものは大貪食細胞（マクロファージ）によって貪食され，とくに前者ではヘモグロビンがヘモジデリンに分解されしばらく残るが，そのなかのフェリチンはふたたび体内の鉄代謝経路に入る．また小さな壊死組織なども白血球の融解酵素の作用を受けたのち，マクロファージに貪食され排除される．

> 注●● リンパ節の炭粉症（anthracosis）：気道を通して吸いこまれた煙草の煙などの炭粉微粒子が，肺胞内でマクロファージに貪食され，所属リンパ節へ移動し沈着したもので，リンパ節は斑点状に黒くなる．病的な意義はない．

(2) 器 質 化

異物が簡単に排除できない場合は，異物のまわりにまず一種の肉芽組織がつくられ，異物を取り込み処理してゆく．肉芽組織は結局，創傷治癒のときと同じく，瘢痕を残す．この過程を器質化（organization）という．この表現は，異物が自分自身

の組織である肉芽組織から瘢痕内へと取り込まれ，隔離されたことを意味している．すなわち，異物があったところを自己の器官（organ）の一部にしてしまうということである．

　いま，体表面や管腔面に壊死組織ができたとする．すると壊死と健康組織の間にまず肉芽組織ができて，分界線（demarcation）が形成される．この分界線を境にして壊死組織は排除され，潰瘍ができるが，やがて潰瘍は肉芽で埋められ，表層上皮が再生して治癒する．このような潰瘍跡の瘢痕も一種の器質化である．また血栓も異物とみなされ，器質化の過程を踏む．すなわち，まず血栓の付着部から毛細血管が入り込み，血栓全体を肉芽組織化する．次いで器質化されるのであるが，並行して毛細血管が互いに連絡し，血栓によって閉塞された前後の内腔をチャンネル化する．この現象を再疎通と呼ぶ．再疎通により多少の血流が通じるようになる．また線維素性肺炎で，線維素塊が肺胞内に残る場合は，器質化して落ち着くが，その部の肺胞腔は完全に線維素塊で置換され，気腔として構造を失ってしまう．これを肺の肉様変化（carnification）と呼んでいる．

　以上のごとく，組織や器官の器質化は，本来の構造を犠牲にして形成されるもので，一般に機能面ではかえってマイナスの要素を増すことになる．

(3) 被　　　包

　異物が完全に吸収されたり，肉芽組織で置換ができないような場合は，周囲に生じた肉芽が異物を包囲し，線維性に包み込んでしまう．たとえば，絹糸のような縫合糸とか，珪酸塩，石綿，トロトラスト，寄生虫などに対しては，普通のマクロファージのほか，それらが細胞融合してできた多数の多核異物巨細胞が出現して異物を貪食する一方，線維芽細胞による線維形成も加わり，結節状に発達した異物肉芽腫（foreign body granuloma）ができる．肉芽腫といっても，この場合，通常の腫瘍ではなく，炎症性のものである．

　そのほか，体表面から深いところにできた腫瘍で，容易に吸収したり，外へ排除できない場合，その周辺に肉芽組織ができて腫瘍を分画被包化する．長い間には，腫瘍は石灰化することもある．また大きな血腫が被包化されることもある．

第7章 炎　　症

1. 炎症の一般

　炎症とは，微生物やその他の侵襲により，生体に加えられた不適当な刺激に対する反応であって，血管，液性および細胞反応などからなる．炎症は，侵襲原になっている細菌やウイルスを洗い流し，貪食し，壊れた組織や細菌を清掃し，修復する一連の過程である．それはまた，生体が侵襲に満ち満ちた環境のなかで生き抜いてゆくために，長い時間かけて獲得してきた防衛手段ともいうべきものであり，遺伝子によって，よく統御された反応形式ともいえる．

　急性炎症がある程度長びくと，免疫反応が加わり，防御はさらに強化される．免疫は防衛手段としては，より洗練された高級なもので，脊椎動物になって初めて出現する．免疫能でもっとも重要な点は記憶の存在で，二度目からの同じ侵襲に対してはより強く反応し，これを効率よく排除する．これによって，二度と同じ病気にかからないことができ，病から免がれる．すなわち免疫 (immunity) の言葉が生まれた．

　炎症というのは，われわれにもっともなじみ深い病気の1つであるが，昔のローマ人も炎症を観察し，経験的に5大徴候をあげて，炎症を定義づけた．それは，発赤 (rubor)，発熱 (calor)，腫脹 (tumor)，疼痛 (dolor)，機能障害 (functio laesa) であるが，この定義は現在の病理学からいっても正しく，同じ腫脹でも，発赤や熱があり，いずれは消退することをもって真性腫瘍と鑑別したことであろう．このように，病理学は本来，病人を直接観察するところから始まり，臨床と密接した学問として出発したことがわかる．

　炎症は，**障害因子**の作用により，細胞組織が傷害されると，それに対する生体反応としてあらわれるものである．障害因子としては，(1) 病原体の感染，(2) 物理的刺激，(3) 化学的刺激，(4) アレルギー，の4つがあげられる．

　(1) **病原体の感染**：炎症の原因としてもっとも代表的なものであろう．病原体としては，ウイルス，細菌，カビ，原虫，寄生虫などがあり，それぞれ特徴ある変化，病状を示すことが多い．

　(2) **物理的刺激**：熱傷，切傷，裂傷などの機械的なもの，放射線，紫外線による皮膚炎などがある．

　(3) **化学的刺激**：酸，アルカリ，光化学スモッグによるオキシダントなどがあげられる．

　(4) **アレルギー**：本来，体を守るべき免疫反応が，反対に障害的に働く結果おこってくる炎症反応をいい，喘息 (asthma)，じんま疹 (urticaria)，アレルギー性鼻炎

などがそれにあたる．その他，リウマチとか腎炎などもある．

このように，いろいろな原因があって炎症がおきるのであるが，炎症反応では，強さの差はあれほぼ共通した，(1) 組織の傷害，(2) 循環障害と滲出，(3) 組織の増殖の3つの変化が継続しておこってくる．

このうち，組織の傷害については，退行性病変（p.39）のところですでに述べたので，その項を参照されたい．

> 注●● 炎症：英語で呼ぶ場合は，臓器のラテン語ラ）またはギリシア語ギ）由来の語幹に炎症をあらわす末尾語—itis をつける習慣になっている．虫垂炎 appendicitis (appendixラ）＋—itis)，扁桃腺炎 tonsillitis (tonsillaラ）＋—itis)，腎炎 nephritis (nephrosギ）＋—itis)，（例外）肺炎 pneumonia (pneumosギ）＋—ia)．
>
> 注●● 喘息（asthma）：気管支喘息のことで，Ⅰ型アレルギーの項参照（p.92）．
>
> 注●● アレルギー性鼻炎：過敏症の一種で，アレルゲンを吸入することで，鼻粘膜が感作され，炎症をおこし，大量のうすい鼻汁と，くしゃみが多発する．

■ 1) 循環障害と滲出

障害因子が作用し，局所の細胞や組織が壊れると刺激因子が出て，局所の肥満細胞（mast cell）が，ヒスタミンやセロトニンなど，起炎因子を含んだ顆粒を放出する．また壊れた組織成分からも，ブラジキニンやプロスタグランジンなどができてくる．これら起炎因子の作用で，局所の血管運動神経が刺激され，まず細動脈枝の収縮をおこすことになる．これによりしばらくの間，局所組織に虚血状態がくるが（第1相），数分ぐらいで細動脈は開き，今度は細静脈に収縮が発生する．その結果として静脈への血液の流れが止まり毛細血管は拡張し，強い充血状態がもたらされる．以上が炎症の第2相である．組織の発赤はこのようにしておきる．

> 注●● ヒスタミン（histamin）：活性アミンの1つで，ヒスチジンからできる．血管の透過性上昇，拡張作用があり，アレルギーや炎症反応のとき放出される．
>
> 注●● セロトニン（serotonin）：トリプトファンの代謝産物の1つで，強い血管収縮，透過性亢進作用がある．また脳神経では，神経伝達物質として存在する．
>
> 注●● ブラジキニン（bradykinin）：血中にあるキニン生成酵素の活性化により，血清の α_2-グロブリンから生成される．毛細血管の拡張と透過性亢進作用があり，炎症反応と関連する．
>
> 注●● プロスタグランジン（prostaglandin）：多様な生理作用をもつ脂肪酸グループの名称で，はじめに精液中に発見され，前立腺（prostate）で分泌されると考えられたため，プロスタグランジンと名づけられた．各種臓器や組織に含まれる．多数の種類が知られているが，まだ薬理作用がすべてについてわかっていない．

第2相では，毛細血管壁の拡張に加え，上記の起炎因子の働きで，内皮細胞空間の間隙が開き，透過性が亢進して血漿成分が血管外に流出する．はじめ分子サイズの小さなアルブミンから，ついでグロブリン，最後に分子の大きなフィブリノゲン

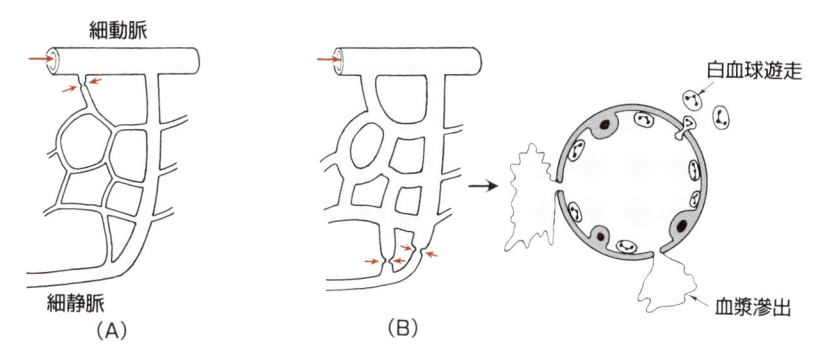

図 7-1 炎症における循環の変化
A) 毛細血管の細動脈側が閉鎖すると毛細血管の血液循環は抑制される．
B) 閉鎖が開通に変化すると，毛細血管は血液で満たされ，血漿の滲出や白血球の遊走が発生する．
以上のA），B）は皮膚を強くひっかいたときに，直後は皮膚が白色になり，その後発赤する現象に対応している．

の順序で滲出（exudation）がおこる．このようにして，血管外にもれでたものを**滲出物**（exudate）という．この場合は，血清滲出物で，血清蛋白が組織リンパに混じってくるため，濃度が高まり浸透圧が高くなって，周囲から水を吸収し，組織は腫れあがる．**炎症性の浮腫**（腫脹）である（図7-1）．

血流がうっ滞してくると，白血球は，正常では血流の中心帯を流れていたものが，辺縁帯へ落ち込み，血管壁に付着するに至る．このような白血球は，内皮細胞の間隙からアメーバ運動で次つぎと血管外へ泳ぎ出すのである．

このようにして炎症巣では，血漿蛋白や白血球が滲出するのであるが，これが体にとってどんな意味があるのか考えてみる．まず白血球が出てくることは，そこに病原細菌などがおればこれを貪食するから（多核白血球），防衛上きわめて理にかなったことである．単球は，マクロファージとなって，組織の壊れたものや異物などを食べて清掃する．次に血清蛋白には，**免疫グロブリンや補体**が含まれており，病原体に対しては中和解毒の作用がある．またフィブリノゲンには，凝固しフィブリンの網をつくって病原体を封じ込め，白血球の攻撃を容易にする働きもある．このような現象をみていると，白血球はあたかも意志をもつ細胞のごとく振舞い，障害部位に集合し，障害因子を取り除き炎症の火消し役を務めている．白血球が集まるのは，細菌（毒素），滲出した血漿成分（補体，IgG，IgM）の分解産物や抗原抗体複合物に白血球をひき寄せる**遊走因子**の作用があるからである．白血球がことにあたって貪食するのは，細胞が原初的にもっている貪食作用（アメーバの栄養摂取のための貪食現象）と同価値のもので，このようにして生体は侵襲に対し一定の型式で反応し，体を外敵に対し守っているのである（図7-2）．

注●● **免疫グロブリン**（immunoglobulin）：液性免疫反応の主役を占める血清抗体で，IgG，IgA，IgM，IgD，IgEなどがある．

注●● **補体**（complement）：IgGやIgMが抗原と結合すると，さらに補体Cが活性化されて結合し，標的になった病原体や細胞を破壊する．C_1～C_9までの9成分が知られてい

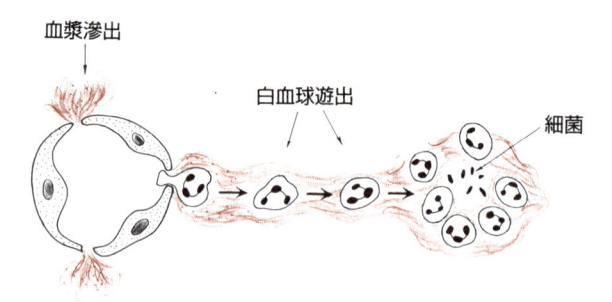

図 7-2　白血球の遊走

る．

> **注** ●● 遊走因子（leukotaxis）：血液中の白血球を血管外へひき寄せる作用のある因子のこと．炎症巣へ白血球を集める重要な働きをもつと考えられる．

■ 2)　組織の増殖

　血清蛋白と白血球の滲出現象は，障害因子によっておこった炎症に対する火消し作業である．一応鎮火したとしても，焼けただれた残がいの跡片づけとか，さらに修理と再建が必要となる．炎症の局所には，死んだ細胞の破片（debris）や，赤血球，フィブリンなどが多数異物として散らばっており，組織も多かれ少なかれ破壊され，欠損を生じているのが普通である．これらが清掃され，組織が修復されて炎症に対する生体反応が完結することになる．

　前章の創傷治癒の項（p.55）で述べたように，組織欠損の修復や異物処理を行うのは肉芽組織の働きである．炎症のときも同じく，肉芽組織ができてくる．肉芽組織は前に述べたように，マクロファージ，線維芽細胞，毛細血管などが主になって増殖（proliferation）したものであり，これが炎症の最終段階をしめくくる．このときのマクロファージは，毛細血管から遊出した単球であり，壊れた組織成分をさかんに貪食して消化し，あるいは運び去る．清掃細胞（scavenger）といわれる．線維芽細胞は，膠原線維をどんどんつくり，組織の欠損部を埋める．そのための細胞やエネルギーの補給路が毛細血管である．このようにして，炎症で壊された組織は，結合線維の塊りで埋められる．すでに述べたようにこれを瘢痕（scar）という．

■ 3)　炎症の経過

　炎症の経過は，その原因となる障害因子と，生体のおかれている内部環境の差との組み合わせで，個々の症例でまったく千差万別である．

　時期的には，急性（acute），亜急性（subacute），亜慢性（subchronic），慢性（chronic），治癒期などの移り変わりをたどり，軽度から中等度・高度・致死的までの症状を示す．しかも炎症という現象は，病原細菌を例にとれば，細菌の攻撃力と生体の防衛能との戦いであるから，そのバランスの動きで絶えず流動しながら経過する．時期的にも，炎症の強度と個体の反応相により，必ずしも一定の組織像を示すとはかぎらず，違った時期のものが混在しているのが普通である．しかし，大ま

かにいって，滲出は急性の時期に相当し，増殖は慢性または亜慢性期に相当すると考えてよい．

2. 炎症の分類

1) 変質性炎（実質性炎）

炎症の出発点になる組織傷害が，とくに前面に出て目立つ場合に相当する．心筋，肝臓，腎尿細管などの実質臓器にみられることが多いので，実質性炎ともいわれている．実質細胞には，変性や壊死などの細胞傷害像がみられ，間質に少数の炎症細胞浸潤があるところから，変質性炎，実質性炎などの炎症としての呼び名が出てくるわけである．腎尿細管を例にとると，感染症かなにかで尿細管上皮に変性がおこる．このとき多少の間質性細胞浸潤を認める場合に，尿細管変性（ネフローゼ）をともなった間質性腎炎と呼ぶ人と，これを変質性腎炎と呼ぶ人がいる．もし間質に細胞浸潤がなければ単にネフローゼとする．しかし最近は紛らわしいので，とくに変質性炎という名称を使用する人ははなはだ少なくなってきた．

> 注 ●● **ネフローゼ**（nephrosis）：腎疾患のうち，腎炎を炎症性とすると，ネフローゼは，変性疾患に入れて区別されて以来，ネフローゼの名称が一般に用いられるようになった．しかし，純粋に尿細管の病変のみとされていたネフローゼは，近年，糸球体変化が主で，尿細管の変化は二次的なものと考えられるようになり，慢性腎炎でネフローゼ症候を示すものも，すべてネフローゼ症候群と呼ぶようになった．すなわち，多量の蛋白尿，低蛋白血症，高脂血症をともなった場合に相当する．

2) 滲出性炎

滲出性炎（exudative inflammation）は，液性および細胞性滲出の顕著なタイプの炎症で，滲出物の特徴にしたがい，さらに漿液性，線維素性，化膿性，出血性，腐敗性などに分けられる．

(1) 漿液性炎

炎症性滲出物が，淡黄色，透明，細胞成分に乏しく，線維素成分をほとんど含まないものである．結合組織のなかにこの滲出がおきると，**炎症性浮腫**となり，表皮間ないし表皮下に溜まるのが熱傷の水疱や擦過による"マメ"などである．胸腔，腹腔や関節腔におきると，漿液性の胸膜炎，腹膜炎，関節炎などと呼ばれる．粘膜面に漿液性炎症（serous inflammation）がおき，漿液が流れ出る状態は**カタル**（catarrh）といわれ，風邪などのカタル性鼻炎がある．コレラの場合も，大量の水様便が排出されるのが特徴であるが，これは病原体のコレラ菌（*Vibrio cholerae*）が腸内腔で繁殖し，粘膜上皮の透過性を増強して，大量の水とミネラルを血漿成分とともに腔内に放出させるからである．

漿液性炎は，ウイルス・細菌によってもたらされるが，組織の損失をともなわないので，治癒する場合はほとんど痕跡を残さない．

(2) 線維素性炎

滲出物中に大量のフィブリノゲンが含まれていて，局所でフィブリンが多量に析出する型である．

典型的なものの1つに上気道ジフテリアがある．上気道粘膜が壊死に陥ったところへ，フィブリン（線維素）が析出し，一緒になって膜状になるため，局所が白色の膜状物で被われる．これを**偽膜**といい，このような炎症を**偽膜性炎**（pseudomembranous inflammation）とも呼ぶ．偽膜のなかには，ジフテリア菌が繁殖しており，偽膜はピンセットなどで容易にはがすことができ，出血する．

漿膜面も線維素性炎（fibrinous inflammation）をおこしやすいところで，心外膜では，リウマチや尿毒症などでフィブリンが心嚢の内面や心臓の表面に付着して，糸屑状にざらざらした面をつくる．絨毛心といわれ，心臓の拍動のたびに，擦れ合う雑音を聴診器で聞くことができる．同じことが胸膜でもおこり，フィブリン析出の多い，液性滲出の少ないものを**乾性胸膜炎**と呼ぶことがある．呼吸による胸郭運動で，擦れ合う雑音をきく．

線維素性炎のもう1つの典型は，**大葉性肺炎**である．一度肺胞が線維素性滲出（フィブリン）で満たされ，治るときは，白血球の蛋白分解酵素で融解されたのち吸収または排出される．肺胞は再び含気状態にもどることができるが，もし線維素塊が残ると，肉芽組織で置き換えられ，呼吸面の失われた肺の部分ができる（肉様変化 carnification）（図 7-3）．

注●● **尿毒症**（uremia）：腎不全が広汎な臓器症状をおこしてきた状態をいう．水電解質，酸塩基平衡の異常と窒素代謝老廃物の毒性作用による．透析療法または腎移植で改善できる．

注●● **大葉性肺炎**：肺炎双球菌感染による肺の一葉全体がおかされる肺炎（口絵⑦）．

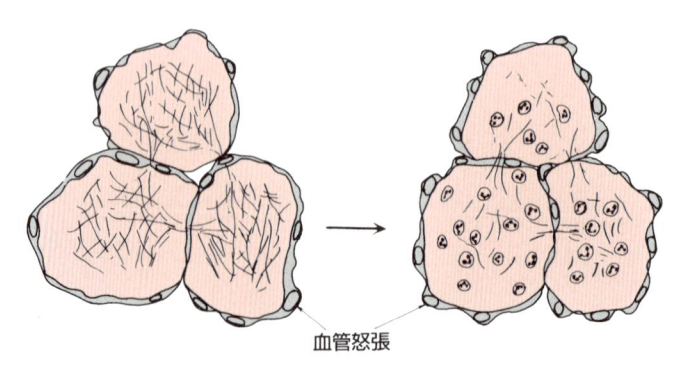

図 7-3 線維素性炎（大葉性肺炎）

(3) 化膿性炎

渗出物に大量の好中球を含む炎症で，このような滲出物が膿（うみ pus）である．膿は帯黄色，濃厚でにごっており，変性壊死に陥った好中球と組織片を含む．原因菌としては化膿菌といわれる細菌類で，ブドウ球菌，連鎖球菌，肺炎双球菌などの球菌類が代表的である．化膿性炎症（suppurative inflammation）には，次のようないくつかの型がある．

A) 膿　瘍

化膿性炎が組織内におこり，その部分が壊死に陥り，生じた空洞が膿で充満している状態である．

皮下膿瘍は，毛髪などの付属器官を中心にして，外界から入った化膿菌でおこることが多いが，血行性に入った病原菌により，体中どこでも侵され，とくに肺，肝臓，腎臓，脳などの膿瘍（abscess）は臨床的にも重要である（図7-4）．

B) 蜂巣炎（蜂窩織炎）

蜂巣炎（phlegmonous inflammation または phlegmon）は，組織内に多数の好中球が散在して浸潤し，細胞間物質を広汎に融解しながら進行する化膿性炎の一種で，連鎖球菌やブドウ球菌の毒素のなかに含まれるヒアルロニダーゼのような基質分解酵素の働きと関連がある．切開しても膿は出てこない．急性虫垂炎でよくみられ，虫垂は腫れあがって示指ぐらいの太さになり，好中球がびまん性に虫垂の壁へ浸潤している．

C) 蓄　膿

蓄膿（empyema）は，身体にある腔所に膿の溜まっている状態であり，蓄膿症はよく知られた名前である．これは副鼻腔炎で，上顎洞などの副鼻腔に膿が充満しているものである．胸膜腔に膿が溜まっているのを膿胸（pyothorax），子宮腔内に溜まっているのを子宮膿腫（pyometra）などと呼ぶ．

(4) 出血性炎

出血性炎（hemorrhagic inflammation）は，滲出物中に多量の赤血球が混じって

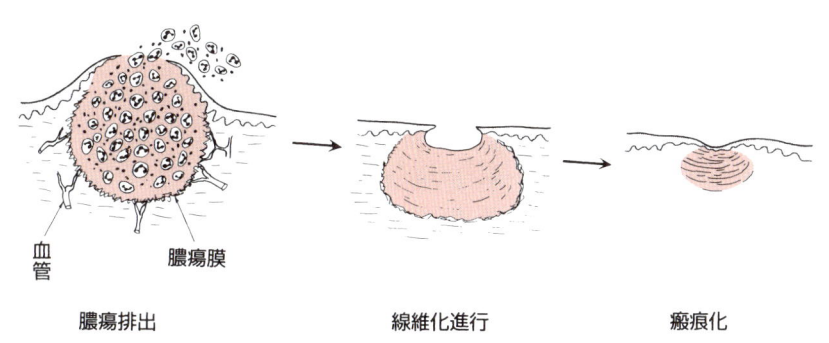

図 7-4　膿瘍形成から治癒まで

いる場合で，赤血球のような運動性のない大きな細胞が血管外に出るのは，血管壁の傷害が強くおこっていることで，組織障害が強烈であることも意味している．インフルエンザ肺炎では，肺胞内に強い出血がおこることがあり，また劇症肝炎では，肝臓全体が壊死と出血に見舞われる．

> 注 ●● **劇症肝炎** (fulminant hepatitis)：原因は，ウイルス，中毒，感染症などでおきてくる肝臓全体の壊死性肝炎．

(5) 腐敗性炎

腐敗性炎 (putrid inflammation) は，壊疽性炎 (gangrenous inflammation) とも呼ぶが，滲出物中に腐敗菌の混合感染がおきた場合で，悪臭のあるきたない灰白ないし緑黒色の壊死組織がつくられる．肺壊疽や壊疽性子宮内膜炎がある．

3）増殖性炎

増殖性炎 (proliferative inflammation) とは，肉芽組織からなる炎症のことをいう．滲出機転が治まってから治癒するまでの時期の炎症相をさす．しかし，起炎因子の種類によっては，はじめから滲出性性格が乏しく，増殖性病変の強いものがある．

4）特異性炎

一種の肉芽腫性炎で，炎症の性格が増殖性機能で貫かれているものをいう．これは，炎症をおこす微生物の種類とそれに対する免疫反応を含めた生体反応によるものであるが，多くの場合，長い慢性経過をたどり，特異的な組織像を示す肉芽腫 (granuloma) を形成する．このような肉芽腫をつくるものには，(1) 結核，(2) 梅毒，(3) ハンセン病（癩），(4) 野兎病・腸チフス・サルコイドーシス，などが含まれる．

特異性炎のなかでも，数も多くもっとも代表的なものは結核 (tuberculosis) である．

結核は，**結核結節** (tubercle) といわれる肉芽組織（肉芽腫）をつくることが特徴で，結核という表現自体が，結節状の病変をつくることを意味している．結核結節は，径 1.0 mm ぐらいのものから指頭大ぐらいのものまであり，中心が壊死に陥っており，凝固壊死の形をとる．ちょうどチーズのように黄白色で，ぽろぽろの感じなので乾酪化 (caseation) とも呼ばれる．乾酪とはチーズの日本名である．乾酪化巣を囲んでマクロファージ（類上皮細胞）の層があり，結核菌は乾酪化巣のなかで繁殖し，マクロファージに貪食される．マクロファージの一部は，何個かの細胞が融合してラングハンス (Langhans) 巨細胞といわれる多核巨細胞をつくる．類上皮細胞層の周囲をリンパ球が取り囲んでいる（口絵㉖㉗㉘）．

以上が結核結節である（図 7-5）．

梅毒 (syphilis) の場合，中心部に壊死巣があり，周囲をマクロファージが囲んでいるが，一般に類上皮細胞反応は結核ほど強くない．巨細胞もときにみられる．最

図 7-5 結核結節

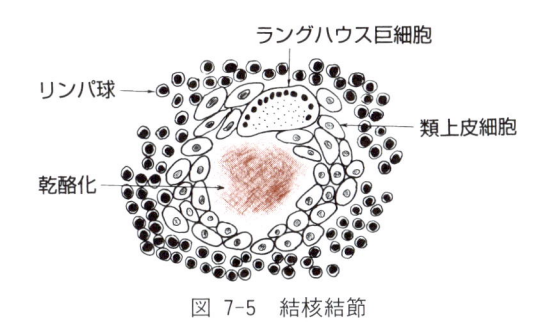

外層には，リンパ球，形質細胞が目立ち，線維芽細胞が取り巻いている．全体として線維形成が豊富でゴム様の弾性がある．ゴム腫（gumma）と呼ばれる．梅毒第3期にみられる．

ハンセン病（癩 leprosy）では，癩腫（leproma）といわれる肉芽腫ができる．中心壊死はなく，細胞質に多数の脂肪変性に陥った類上皮細胞と巨細胞をまじえる浸潤が中心にあり，リンパ球が周辺を囲む．

サルコイドーシス（sarcoidosis）は，結核に近似するが，中心に壊死巣がなく，類上皮細胞の集合からなる結節病変をつくる．リンパ節や肺が主に侵される臓器で，原因は不明である．

野兎病は，皮膚やリンパ腺などに結核に似た結節病変をつくり，腸チフスでは，小腸などの患部にマクロファージの小集簇からなる結節病変をつくる．

(1) 結核症

結核症は，結核菌の感染に続発し，体の抵抗力（細胞性免疫）とのかねあいで進行するやや多彩な経過をとる．

A）初期変化群(primary complex)；一次結核症

個体がはじめて結核菌の侵襲を受けると，まず肺のなかに初期感染巣をつくる．初期病巣は下葉の胸膜下層に多く，小さな乾酪化性の病変で，滲出性変化が主である．同時に，所属する肺門部リンパ節も腫れ，これら肺の初期感染巣と，リンパ腺の初期結核症とをあわせて**初期変化群**という（図7-6）．多くの場合，この一次結核症の段階で結核に打ち勝ち，初期変化群に石灰化を残して治癒する．

B）二次結核症

幼児など免疫組織が未発達の場合や，その他免疫不全などがある人では，初期変化群が拡大し結核菌の**血行性播種**をおこし，全身の臓器に結核結節が多数形成される**粟粒結核症**に進展することがある．

免疫力のある状態では，かりに結核がさらに進展したとしても，緩やかな限局した結核症の形をとり，激しい全身性血行性蔓延などを示すことはない．また，初期感染巣から気管支内に吸入された菌は他の気管支を通じて，肺内に他の病巣をつくる．とくに両側の肺尖部に二次的病巣をつくり，中心が壊死に陥り，**空洞**を形成し

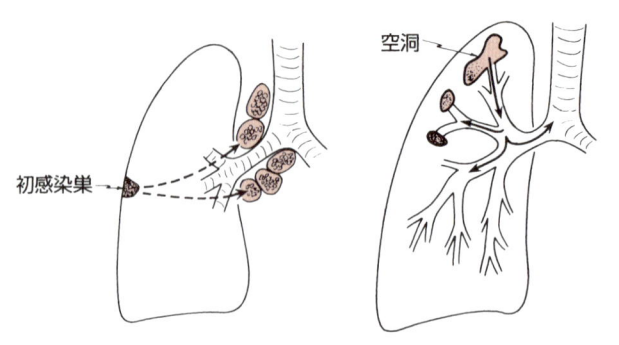

図 7-6　肺結核（初期変化群と二次結核）

やすい（図7-6）．空洞内は恰好の結核菌の培養地となり，さらに気管支を通じて肺内へ撒布巣をつくる．また，喀痰を通して咽喉頭から消化器に感染することになる．まだ免疫の十分成立しない初期感染期に，血行性に拡がった結核菌が長い慢性経過の間に骨とか腎臓などに結核巣をつくってくることがある．骨結核は腰椎カリエス（caries）が多く，骨組織が壊死に陥り冷膿瘍（cold abscess）となり，下方へ流れ，鼠径部に達する．

　また，頸部リンパ腺が結核で多数腫れあがっているのを瘰癧（るいれき）といい，皮膚の結核を狼瘡（ろうそう）と特別な呼び方をしている．

　最近，悪性リンパ腫，白血病，癌のような病気で，抗癌剤を大量に使用しているうちに免疫不全状態を招来し，被包化され抑圧されていた古い結核病巣が再燃し，粟粒結核へと進展する症例が多くなってきた．

　　注●● **冷膿瘍**（cold abscess）：通常の化膿菌の感染では，化膿巣が炎症のため熱発しているから膿瘍の温度が高いが，結核の場合は，病巣の温度は上がらないので冷たい．

(2) **梅　　毒**

　梅毒は，トレポネマ・パリズム *Treponema pallidum* というスピロヘータの感染によりおこされ，不潔な性交による場合が大部分である．梅毒には，結核に似た類上皮細胞からなる特有な肉芽腫型（ゴム腫）と，リンパ球や形質細胞の浸潤が臓器の間質にびまん性におこる型（びまん性間質性炎）とがある．梅毒は，感染からの時期によって，次のような病期に分けられている．

　(1) **第1期**：感染の機会があってから約3週間前後の潜伏期のあと，感染局所に平坦な丘疹ができ，その部が少し硬くなる．これを**初期硬結**（initial sclerosis）という．あとで浅い潰瘍ができ，硬性下疳（hard chancre）という．同時に鼠径部リンパ節が無痛性の腫脹をおこす．これを無痛性横痃（おうげん）（indolent bubo），または"よこね"ともいう．この病変は発病後約3カ月で終わる．

　(2) **第2期**：感染後約3カ月し，病原スピロヘータがリンパ腺から血液中に入り，全身各臓器に侵入する時期で，とくに皮膚にいろいろな形の梅毒疹（syphilid）をつくる．

(3) 第3期：あらゆる臓器組織を侵す臓器梅毒期で，ゴム腫およびびまん性間質性増殖性炎の形をとる．組織学的に，はじめてこの期になってから特徴が出てくる．びまん性間質性炎は強い瘢痕を残して治癒するので，いろいろな臓器につよい変形をきたし，また実質の著しい萎縮をきたす．たとえば，鞍鼻は鼻の骨軟骨炎のあとの瘢痕収縮の結果であり，睾丸でも強い線維化がみられ，精細管の強い萎縮をきたす．また大動脈を侵し，梅毒性大動脈中膜炎（mesoaortitis syphilitica）といわれる．大動脈瘤のもとになる．また中枢神経も侵され，脳梅毒変化による麻痺性痴呆（dementia paralytica）や脊髄癆（tabes dorsalis）をおこしてくる．

梅毒はさらに，母体から胎児に感染し，先天梅毒がひきおこされ，しばしば流産の原因ともなる．

> **注** ●● **大動脈瘤**（aneurysm）：大動脈の壁がこぶ状に外方へ膨らむ病気で，大動脈壁の動脈硬化症，梅毒性変化，変形などで，血圧に対し壁の抵抗が弱くなった結果おこる（口絵⑧）．

(3) ハンセン病（癩）

癩は癩菌によっておこされるもので，皮膚粘膜，リンパ節，末梢神経，内臓がおかされる．病巣では，癩菌を貪食したマクロファージを中心にした集団とリンパ球・形質細胞からなる**癩結節**をつくる．

第8章 腫　瘍

1. 腫瘍の一般

　わが国では，長い間，脳卒中が死亡順位のトップであったが，今日では，その王座をゆずり癌が1位に上がった．環境中の発癌因子の増加，平均寿命の延長など，いろいろの要因が考えられるが，癌は，人類に残され，解決を迫られている疾病のうちでもっとも大きな課題の1つである．

　早期発見，早期治療，抗癌剤の進歩などで治癒率は近年格段と上昇したが，進行した癌に対しては，いまだほとんど治癒を期待できない．疫学的研究による癌の予防や，遺伝子工学的な発癌機構に関する知見は，急速に拡大しつつあるが，将来にまだ多くの望みをたくさなくてはならない現状であろう．

1) 腫瘍とは

　腫瘍（tumor）とは，**細胞の自律的な増殖である**と定義づけられる．この意味を理解するには，自律性増殖とは何かということにポイントがある．

　生体のなかでは，細胞は老化にともなって消失し，それを補うための再生増殖がおこっている．生活回転の速い骨髄，造精細胞，消化管上皮などでは活発に行われ，数のうえでも構造のうえでも，常に一定した整合性をもって進行している．また組織の破壊欠損のあとの炎症と増殖においても，欠損の埋め合わせが終了すれば増殖はやむ．実験的に若い動物の肝臓を2/3ぐらい摘除すると，残っている肝組織からさかんに再生増殖がおこり，ほぼもとの大きさに達するまで増殖は続く．このように，生体内の細胞や組織は，必要に応じて再生増殖を繰り返すことができる．同時に，局所の条件と，生体全体がもっている恒常性維持機構の両方が働いて，無制限に増えるということはない．

　つまり，生理状態では細胞は細胞の宿主（host）である生体のほうから絶えずコントロールを受けながら，増殖と再生を行い，組織や器官を構成する細胞社会（cell society）の一員として，秩序と調和のなかに動いているわけである．これが**他律的な細胞増殖**とすれば，自律的な増殖はおのずから明らかになる．ここで，癌を例にとってみよう．

　癌は，自らがもっている法則性に従って増殖することのできる細胞群である．癌は自分で自己増殖を制御する手段をもたないばかりか，生体側からの干渉も一切排除することのできる強力な増殖力をもっている．その結果，限りなく増え，宿主の生命維持機構を脅かし，最終的に宿主の死をもって，自らの生活史を終えるのである．

2) 腫瘍の形態と構造

腫瘍の**肉眼的**な形態は，均等な結節といえる．たとえば，肺，肝臓や脳などの実質臓器の腫瘍塊をみると，周囲へ等しく増殖拡大するので，球状の結節をつくる (nodular growth). このような結節の境界は，ときに正常組織ときわめて明確に区別できるが，ときには不明瞭である．腫瘍の増殖が，周囲に対し**圧排性，拡張的** (expansive) に進展するか，正常組織の間隙へ**浸潤性** (infiltrative) に入り込んでいるかによって，境界の鮮明度は変わってくる．

おおよそ，増殖速度が遅く，膨張性に増殖するもの（膨張性発育）は，境界鮮明で，破壊性も少なく，個体を死に至らしめることはないが，逆に増殖速度が速いほど，破壊性も強く，周囲へ浸潤し（浸潤性発育），また転移 (metastasis) をおこし，個体を死に至らしめることが多い（図 8-1）．したがって，前者が良性腫瘍 (benign tumor)，後者が悪性腫瘍 (malignant tumor) にあたる．

また，消化管粘膜とか皮膚などの表面をもった器官の粘膜にできた腫瘍では，表面から突出する**外方増殖** (exophytic growth) と，内部へ向かって潜り込む**内方増殖** (endophytic growth) とがある．

さらに白血病など，腫瘍をつくらない腫瘍増殖もある．血液という液性の環境のなかで，自由細胞として増殖するわけである．しかし，白血病といえども，実質臓器へ転移した場合には，集まって小結節をつくることがある．

腫瘍の色は一般的に灰白色である．これは主として血管が乏しいか多いかに関係があり，たとえば血管の豊富な癌はけっして白くはない．他方，黒色腫のように積極的に癌細胞がメラニン色素をつくる場合や，脂肪腫のように脂肪色素をつくる場合は特徴のある色調を呈することになる．

腫瘍の硬さは，当然のことながら，骨肉腫のようなものは骨様に硬く，軟骨腫では軟骨様弾力硬である．しかし，癌のような上皮性の腫瘍では，腫瘍細胞と間質の結合組織線維の多少によって硬さは変わってくる．腫瘍細胞が密集し間質の少ない癌はやわらかく，**髄様癌** (medullary) と呼ばれ，間質に富むものは硬く収縮性であり，**硬癌** (scirrhus) がその代表である．

膨張性発育　　　　浸潤性発育

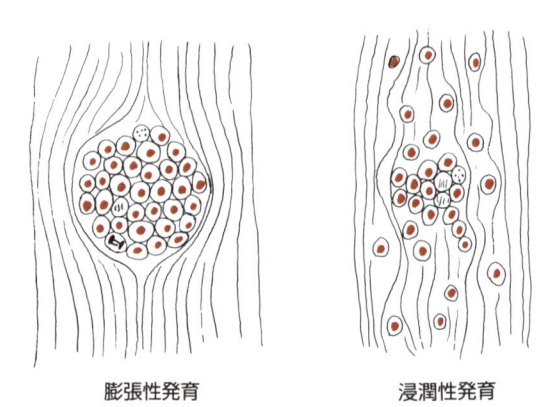

図 8-1　腫瘍細胞の増殖

腫瘍はまた二次的に，壊死や出血をおこしやすく，そのため肉眼像は修飾をうける．したがって，腫瘍の肉眼的観察は重要となる．ていねいに観察すれば，他の病気との鑑別は容易である．しかし早期癌のような場合は，顕微鏡レベルではじめて診断が可能なこともあり，肉眼ではまったくとらえられないので，注意を要する．

■ 3） 腫瘍細胞の特色

腫瘍をつくっている個々の細胞は，もとは1コの体細胞から生じたもので，分裂増殖の過程を経て増加したものである．したがっていずれも，母地になったもとの体細胞に似たところがある．しかし，増殖の間に，まったくもとの性格を喪失してしまうこともある．もとの体細胞との対比から，その癌の出生と分化度を決めて癌の性質にもとづく診断名を決定するのであるが，個々のケースではかなり困難を感ずる場合もありうる．

(1) 細胞の大きさとかたち

一般に良性腫瘍といわれるものでは，母地細胞からの変異は少なく，細胞の形や大きさもそろっていることが多いが，悪性腫瘍では，変異の度合が大きく，細胞も不揃いのことが多い．たとえば，径が数倍に達する巨大細胞（giant cell）や，逆に半分にも満たない小細胞になることもある．一般に腫瘍細胞は，細胞分裂に異常があるので，核が正常の二倍体（diploid）からずれて三倍体や四倍体など，不整なものがたくさん混在する．そのため，細胞質の量の増減がおこってくることが考えられる．

(2) 細 胞 核

良性のものから悪性腫瘍に移行するに従い，核の大小不同，DNA量の増加にともない好塩基性（basophilia）の増加，クロマチンの分布の増大・不規則化，核小体の顕著化などを示す．これらを総合して核異型（nuclear atypism）と呼んでいる．

増殖のさかんな腫瘍細胞では，母地になった組織細胞に比し細胞核/細胞質比が大きい．核の形は，円形から不規則な入り組みを含んだものまでさまざまで混在する．クロマチン分布が核膜上に偏在して核膜が厚くみえることが多いが，反対に全体に平等に分布したり，全体に増量して濃染することもある．核小体の数と大きさが増加し，また，正常組織に比し核分裂像（mitosis）が圧倒的に多い（図8-2, 3）．

(3) 腫瘍細胞の染色体

次のような特徴があげられる．
(1) 腫瘍細胞の染色体（chromosome）では，しばしば**異倍数性**が認められる．
(2) ときに腫瘍に特有の**標識染色体**の存在がみられる．これは，腫瘍が単一細胞系（monoclone）であることを示唆する（たとえば，慢性骨髄性白血病のPh[1]染色体）．
(3) 体細胞の突然変異（mutation）で，さまざまな染色体変異をおこし，腫瘍発生にもつながる．しかし，染色体異常が癌の発生に必要かといえば，必ずしもそう

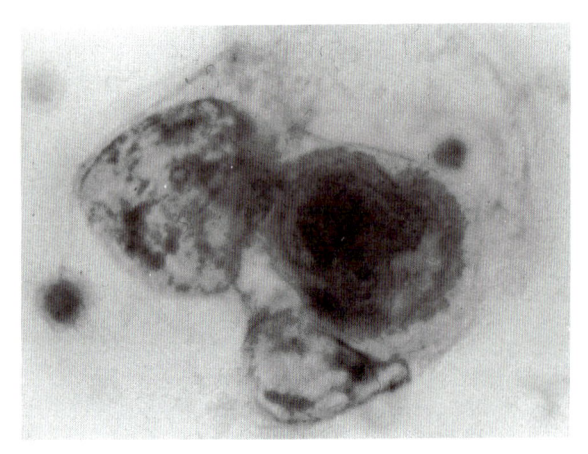

図 8-2　尿沈渣からえた膀胱癌細胞
異型核をもった 3 コの癌細胞が寄り集まっている

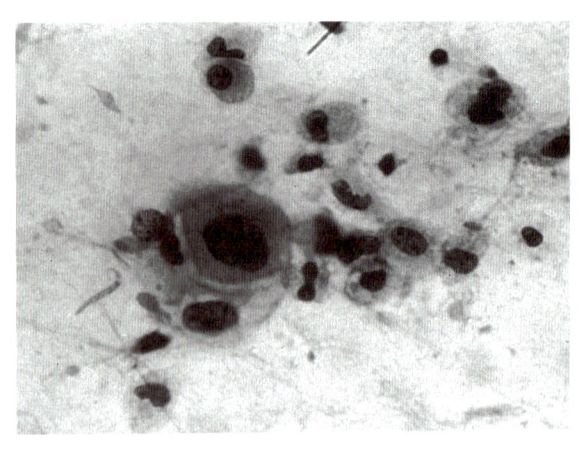

図 8-3　喀痰塗抹標本中の癌細胞
中心に大型異型核をもった癌細胞がみられる

ではない．
　(4) ウイルスなどによる発癌の際，染色体変化を認めないものがある．

> **注** ● **異倍数性** (aneuploidy)：相同染色体の数に増減がおこっている場合で，1 対の相同染色体の一方が消失している場合をモノソミー (monosomy)，反対に増加して 3 コ，4 コとなっている場合をトリソミー (trisomy)，テトラソミー (tetrasomy) という．異倍数性は細胞分裂時における染色体の不分離や消失によっておこる．
>
> **注** ● **標識染色体** (marker chromosome)：慢性骨髄性白血病にみられるフィラデルフィア染色体のようなものをいう．22 番目の染色体の長腕の一部がちぎれて小さくなっているもので，Ph^1 と記される．慢性骨髄性白血病の幼若細胞に見出されるため，診断的価値が高い．

(4) 細　胞　質

　腫瘍は一般に蛋白合成がさかんであるので，好塩基性が強いが，細胞の分化度に応じてもとの細胞のもっている特性を表現する．たとえば，腺腫とか腺癌では，粘液顆粒を有し，筋腫では筋原線維があらわれる．

(5) 極　　　性

　正常組織細胞は，隣りの細胞，底面の間質組織への密着，自由表面などの関係で，一定の極性 (cellular polarity)（方向性）をもって配列し，これが器官構造の基礎になっている．しかるに，腫瘍細胞は極性を欠除したり，またはなはだ不完全である．

　以上から，腫瘍細胞は，核，細胞質など正常の母地細胞の形態とはなはだ類似している場合から，ほとんど類似性を喪失している，両極端の間に散在している．これを総合して**細胞異型性** (cellular atypism, atypia) があるという．異型の強いものは悪性腫瘍に属するので，これが細胞診による診断の根拠になっている．

4) 腫瘍の組織学

　腫瘍といえども，生きて増殖してゆくためには，必要な栄養要求を満たすに足る組織構造をもたなければならない．すなわち，腫瘍細胞集団はそれを支持する血管や結合組織からなる間質を備えているので，それによってでき上がる腫瘍の組織構築は，多少なりとも母地組織に似た組立てをとる．そういう意味で腫瘍は，一種の母地器官に類似した構造（organoid structure）をつくる性格があり，良性腫瘍ほどその傾向が強い．悪性腫瘍は，その点かなり乱れているのが普通であるが，例外的に肝細胞癌のように，正常の器官構造をかなりの程度に再現しているものもある．

　腫瘍組織では，腫瘍細胞を**腫瘍実質**（tumor parenchyma）と呼び，血管と間質支持組織は**腫瘍間質**（tumor stroma）と呼ばれる．そこで，次に上皮性腫瘍と非上皮性腫瘍で実質・間質の関係はどうなっているか，また腫瘍細胞の分化度との関係はどうかについて述べてみよう．

　正常組織は，皮膚，呼吸器，消化器，泌尿器などの粘膜上皮や腺管上皮などのように，臓器組織の管腔表層を被う上皮性組織と，間葉組織に由来する結合組織，骨・軟骨，脂肪，筋肉などの非上皮性組織とそれ以外の組織に分けることができる．これらの2つの系からでた腫瘍は，それぞれ大きな特徴を備えていて区別することが可能である．また上皮性の悪性腫瘍を一般に癌（cancer）といい，非上皮性悪性腫瘍を肉腫（sarcoma）と呼んでいる．したがって，巷間によく骨の癌とか，白血病のことを血液の癌などというのは，病理学的には正確ないい方ではない．

　上皮由来の腫瘍は，正常の上皮が相互に接着して表面を被う性質をもっているように，お互い同士が接着しあい，管腔を形成したり，充実した腫瘍塊（cell mass）をつくりながら増殖する．

　このような腫瘍実質細胞の集合したものが，血管や結合組織からなる間質で取り囲まれているものが原型をなしているので，これを組織切片の断面でみると腫瘍組織が蜂窩状（alveolar）にみえる．窩に相当するところが腫瘍実質で，壁が間質にあたる．これに対し非上皮系腫瘍では，腫瘍実質と間質とは比較的緊密に混じりあっていて，上皮系のような特徴はみられない（図8-4）．

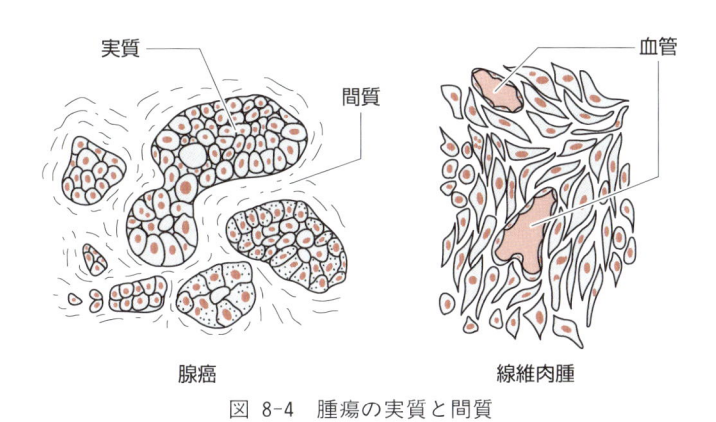

図 8-4　腫瘍の実質と間質

しかし，腫瘍細胞の分化度が悪くなり，未熟型になって増殖のテンポが上がってくると，腫瘍実質と間質の関係が変わり，腫瘍細胞増殖と浸潤が圧倒的になり，間質の形成が貧しくなる．したがって，ある限界を超えると栄養補給が不十分になり腫瘍は壊死に陥ることになる．

しかし未熟型腫瘍でもかなり母地組織の分化形質を再現しうるもので，それをよりどころにして腫瘍の性質を決めることが可能である．たとえば，扁平上皮癌は配列の重層性とケラトヒアリン合成を示すし，肝癌には，索状の細胞配列と胆汁色素の生成がみられる．また，高度の未分化型筋肉腫などでも，どこかに横紋筋線維の形成をみたりするものである．

いずれにしても，原則として腫瘍組織は，母地になった組織に似た細胞分化（粘液分泌，角化など）と組織分化（腺類似の配列，扁平上皮類似の重層状配列など）のみられることが多く，この両者はほぼ並行する．分化度が母組織に近似しているものほど，**高分化型**（well differentiated type，成熟型 mature type）といい，隔たっているほど，**低分化型**（undifferentiated type，未熟型 immature type，退行型 anaplastic type）と呼ぶ習慣になっている．

■ 5) 腫瘍の分類

腫瘍は，さまざまな臓器に発生し，またその種類も多種多様である．これを病理学的に分類するには，まずその発生したもとの臓器名を冒頭に冠して呼ぶ．胃にできた癌を胃癌，肝細胞に由来する癌の場合は肝細胞癌といったようにである（図8-5，口絵⑪）．また，非上皮性腫瘍は，線維腫，平滑筋腫，血管内皮腫などと分類されるが，母地器官の名前により子宮平滑筋腫などとなる．

以上をまとめ，形態学的観察から捕捉できる特徴を組織型として分類し，組織型分類を母地器官ごとに取り上げる（表8-1～4）．現在の腫瘍学は，これをもとにして，腫瘍の性格を考え，臨床医学的，地理病理学的，予防医学的に研究する方向に向いている．世界保健機関（WHO）が決め，各国で採用している疾病・死因分類も

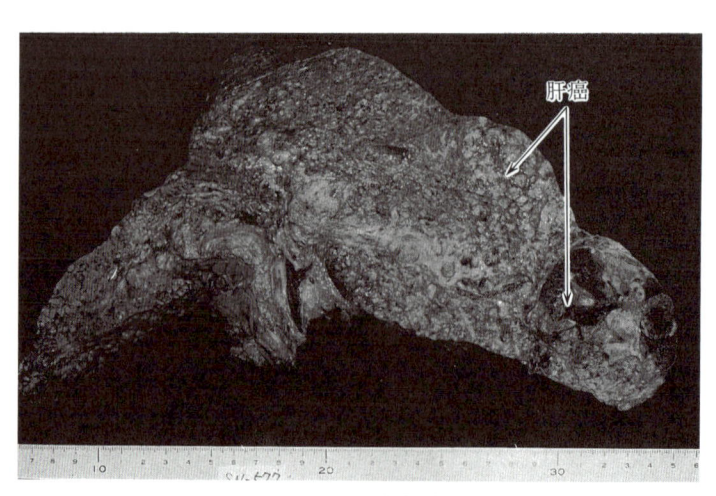

図 8-5　肝細胞癌

表 8-1 上皮性腫瘍

母地組織	良性腫瘍	悪性腫瘍
扁平上皮 　角化 　非角化	扁平上皮性乳頭腫，非角化性	扁平上皮癌（角化性，非角化性） 基底細胞癌 偽肉腫
移行上皮	移行上皮性乳頭腫	移行上皮癌 扁平上皮癌 腺癌 未分化癌
腺上皮および 　円柱上皮 立方上皮（骰子上皮）	腺腫 　管状 　乳頭状 　管・乳頭状 　囊胞状 線維腺腫 特殊型 　多型性腺腫 　充実型腺腫 　コロイド腺腫	腺癌 　高分化型 　低分化型 　粘液産生型 　充実型 特殊型 　腺様囊胞癌 　粘表皮癌 　腺扁平上皮癌 扁平上皮癌 カルチノイド 未分化癌

表 8-2 非上皮性（一般間葉組織）腫瘍

母地組織	良性腫瘍	悪性腫瘍
結 合 組 織	線維腫 　硬性線維腫，軟性線維腫 　弾力線維腫	線維肉腫
軟 骨 組 織	軟骨腫 　内軟骨腫，外軟骨腫	軟骨肉腫
骨 組 織	破骨腫	骨肉腫 Ewing 肉腫
脂 肪 組 織	脂肪腫 　褐色脂肪腫	脂肪肉腫
平 滑 筋 組 織	平滑筋腫	平滑筋肉腫 　平滑筋芽腫
横 紋 筋 組 織	横紋筋腫	横紋筋肉腫 　分化型，未分化型
血 管 組 織	血管腫 　毛細管性血管腫 　海綿状血管腫 　血管筋腫 　グロームス腫瘍	血管肉腫 　血管内皮腫 　血管周皮腫 　悪性グロームス腫瘍
リンパ管組織	リンパ管腫	リンパ管肉腫
関 節 囊 組 織	関節囊腫	悪性関節囊腫 　限局性 　びまん性，乳頭型 　管球型
漿 膜 組 織	良性中皮腫 腺性腫瘍	悪性中皮腫
未 分 化 間 葉	脊索腫	悪性混合間葉腫 悪性組織球性線維腫 悪性脊索腫

表 8-3 造血器・リンパ組織腫瘍

発生母地	腫瘍
造血組織	骨髄増殖性腫瘍 骨髄異型性症候群 急性白血病
リンパ組織	リンパ球前駆細胞系腫瘍 B細胞およびT細胞リンパ芽球白血病／リンパ腫 成熟B細胞腫瘍 成熟T細胞／NK細胞腫瘍 ホジキンリンパ腫 組織球および樹状細胞腫瘍

表 8-4 神経性腫瘍

母地組織	良性腫瘍	悪性腫瘍
中枢神経組織		
脈絡膜	脈絡膜乳頭腫	神経芽細胞腫 脈絡膜癌
神経膠組織	星状細胞腫 乏突起細胞腫	神経膠肉腫（多形細胞性膠芽腫）
末梢神経組織		
神経鞘	神経鞘腫（シュワン細胞腫） 神経線維腫	悪性神経鞘腫
パラガングリオン	パラガングリオーマ	悪パラガングリオーマ
交感神経		悪性褐色細胞腫
脳脊髄膜	髄膜腫	悪性髄膜腫
メラニン細胞	メラニン細胞性黒斑	悪性黒色腫（メラノーマ）
網膜		網膜芽細胞腫
嗅神経		嗅芽細胞腫

この方針に則っている．この分類は，上皮性，非上皮性，造血器・リンパ組織，神経原性の4つの大きな系列に分けられている．造血器・リンパ組織および神経原性腫瘍は，厳密には非上皮性腫瘍の一部であるが，疾患の数が多いこと，またそれぞれの臓器や組織に特徴的な腫瘍が多いことから，ここでは特別に分けて記載したものである．腫瘍に良性・悪性の区別がある場合にはそれを分けている．造血器・リンパ組織腫瘍は，現在では基本的にすべて悪性腫瘍であると考えられている．

6) 腫瘍の発生の諸段階

臨床的に悪性腫瘍と認められるようになるまでは，発生の段階から幾多のステップを経過することが必要と考えられる．この期間を総称して，**癌の潜伏期** (latent period) と呼んでいる．

発癌の第一歩には，まず正常細胞が発癌因子の作用で，何回かの分裂を繰り返したのち，癌細胞として固定 (fixation) することが必要である．癌細胞の固定化とは，癌化のために必要な不可逆性変化が果たされたことを意味し，これはまた，癌化の開始（イニシエーション initiation）ともいわれる．

その後，臨床的癌になるためにはさらに時間の経過とともに発育（プロモーショ

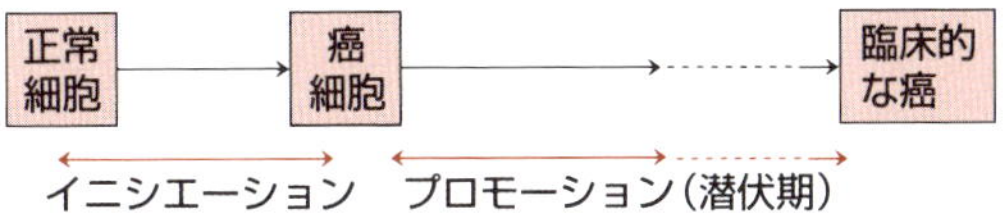

図 8-6 段階的な癌の発生

ン promotion) しなければならない (図 8-6)．このころになってはじめて細胞に異型性 (atypism) とか，あるいは化生 (metaplasia) などの変化があらわれてくると考えられる．この時期は，いまだ宿主側からの淘汰とか，癌のもっている未完成な部分を克服して臨床的癌へ進行 (progress) しなければならない時期で，いまだ完成された癌とはいえず，**前癌** (precancerous) ないし**半癌** (half-cancerous) 的な状態と解釈される．前癌状態のある時期から臨床的癌までの潜伏期を，**潜伏癌** (latent cancer or occult cancer) と呼ぶ場合がある．明らかに**組織学的**に癌と認定できる状態であるが，ただ，臨床的に診断できないだけである．

このように，一定の発癌因子を受けてから癌が確認されるまでの年月を癌の潜伏期間とすると，広島・長崎の原爆被曝のあと白血病が発生するまでは 6〜12 年，また，ベンチジンを取り扱う工場に多発した職業性膀胱癌は 16 年といわれる．これらは，特定の強力かつ濃厚な発癌因子の作用を受けた特殊例の潜伏期間であるが，複雑かつ未知の不特定多数の発癌因子による一般の癌の潜伏期間の算定は不可能で，より長年月を要するものと想像される．

(1) いわゆる前癌性病変

ここでいう前癌性病変とは，正常の組織に比し，癌発生のリスクの高い病変を総称したものである．

(1) 胃における異型増殖 (atypical proliferation)，子宮頸部における異形成 (dysplasia) などは，癌化との関係が強く疑われている．あるいはすでに癌化した細胞の初期像と考える人もいる．

(2) 化生と癌化との関係がますます疑われるようになってきた．たとえば，胃癌における腸上皮化生は胃癌のおよそ 80％にみられ，前癌病変として理解される．とくに腸上皮化生の未熟型は，異型上皮を介して，高分化型の腺癌の発生母地となる可能性があるとされている．

(3) 従来，前癌病変と考えられていたもののなかに癌化とは直接関係のない，**側癌変化** (paracancerous change) であったものがある．たとえば，胃癌に先行する胃潰瘍，乳癌に先行する乳腺症 (mastopathy)，肝癌に先行する肝硬変 (ただし，B型やC型肝炎ウイルスによる肝硬変は除く) などである．今まで胃潰瘍から胃癌になりやすい (潰瘍癌) といわれていた組織像は，胃癌組織の中央が壊れて潰瘍化し，結果的に潰瘍癌の様相を呈したもので，原因と結果は逆であるとされるようになってきた．

(2) 癌の初期像

癌の初期には，発癌した局所に留まっていて他へ進展していない時期がある．た

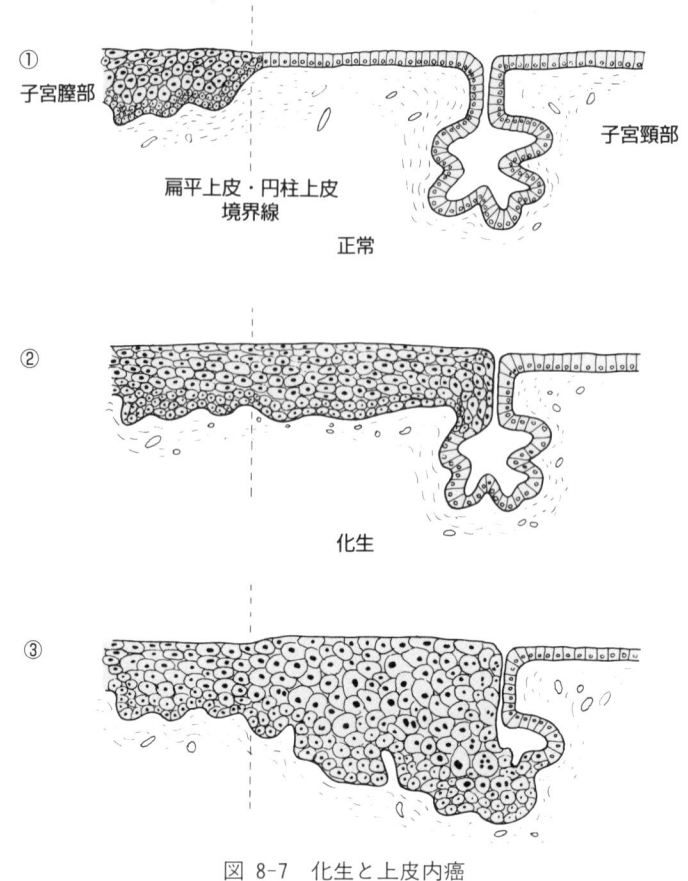

図 8-7　化生と上皮内癌
②は，円柱上皮域へ扁平上皮化生が侵入している．
③は，円柱上皮域へ，上皮内癌が浸潤している．

とえば，**上皮内癌**（carcinoma in situ）は，癌が上皮内に限局している状態である．その典型像は子宮頸部癌でみられ，皮膚，乳腺などにもある（図 8-7）．

　やがてこの時期から，癌細胞が横に拡がり粘膜内に拡がっている場合は，粘膜癌（mucosal cancer）という．粘膜癌は，しばらくすると，基底膜を超えて粘膜下層へと浸潤する．ここまでの時期の癌を**早期癌**（early cancer）という．

　早期癌は上記のごとく，深達度によって決められている．たとえば胃癌では図 8-8のごとくであり，内視鏡の所見とあいまって，胃癌の診断・治療・予後を決めるうえでのよりどころとなっている．

(3) 腫瘍の増殖と進展

　癌の増殖は，局所的で**拡張性**（expansive）の場合と，反対に広汎的で**浸潤性**（infiltrative）の場合とがあり，前者のように，周辺の組織と分画線をつくりまとまって増殖している間は予後も比較的良好である．癌は進展するにつれて，増殖の前線がちょうど木の根が土壌内へどんどん根をはっていくようにばらばらに小集団で浸潤してゆくようになり，リンパ管や血管内へも入り込む．このようになると予

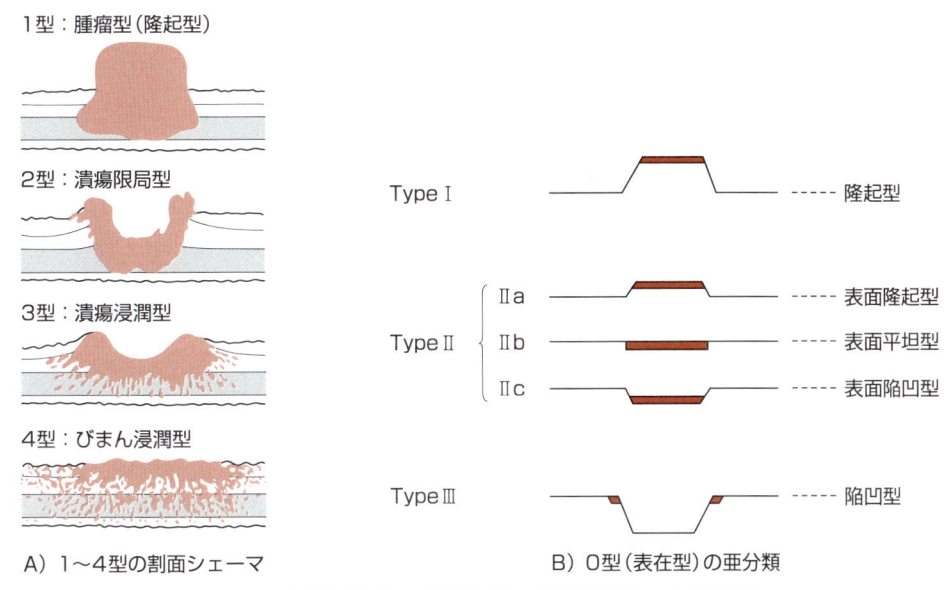

図 8-8　A)進行胃癌の肉眼分類と B)早期胃癌の肉眼分類

後も不良である．腫瘍の増殖と進展度を表す方法としてTNM分類があり，予後と密接な関係がある．また，図8-8に示した進行胃癌の肉眼分類がよく知られている（口絵⑱～㉔）．

　癌のもっとも特徴的で，恐れられている性質の1つに**転移**（metastasis）がある．比較的良性の癌は，拡張的増殖で局所に留まるが，未分化の癌は浸潤性で，転移しやすい．転移には，**血行性**（hematogenous）と**リンパ行性**（lymphogenous）の型式があり，前者は血管から侵入した癌細胞が血流に乗って全身に拡がるのに対し，リンパ行性は，リンパ流沿いにリンパ節からリンパ節へと転移する．

　特殊な増殖型式として，癌細胞が胸腔内，腹腔内の胸膜や腹膜上で多数の結節をつくって拡がっているものがある．これは，癌組織がそれぞれの腔内に面する臓器から洩れて，腔内へ撒布された結果で，播種（dissemination）という．腫瘍性漿膜炎といわれる状態となり，漿液性，線維素性，出血性の滲出液の貯留をきたす．

　血行性転移をうけやすい臓器には，肺と肝臓がある（口絵⑫⑬）．それぞれ大循環と門脈循環のフィルター器官になっているので当然といえる．さらに，いずれも血管に富み，肺は酸素が豊富であり，肝臓は栄養に富んでいるといった癌の増殖には好条件を備えた臓器である．その他では，副腎や骨髄が転移を受けやすいが，心臓，筋，脾臓などはほとんど転移されない臓器である．被転移性には，臓器の特有な構造や機能と関連があるようである．

> 注●● TNM分類：悪性腫瘍の進行度は患者の予後と密接に関係している．腫瘍の進行度を客観的に評価し，治療効果の判定に役立てる目的で導入された分類で，T（tumor）は原発腫瘍の大きさ，N（lymph node）は所属リンパ節転移の有無，M（metastasis）は遠隔転移の有無を意味する．これらに各々0から3までの点数を与え，病期をⅠ期からⅣ期まで分類して評価する．

■ 7) 腫瘍の生体に及ぼす影響

癌のできた**局所**の障害と腫瘍による**全身**への影響に分けることができるが，局所の臓器の機能障害が全身に著しい影響を与えることが多いので，実際にははっきり分けられないことが多い．

(1) 局所の病変

　(1) **管腔の閉塞**：消化器，胆管，気道，尿路，血管の閉塞により，関連する臓器を著しく障害する．
　(2) **臓器の破壊による機能喪失**：直接または転移が広汎におこった場合である．
　(3) **癌からの出血**：とくに消化管などでは，消化液による癌の潰瘍形成などから出血をまねき，貧血から失血死をまねく．
　(4) **細菌感染**：癌壊死部および管閉塞による分泌流出不全にもとづく感染，たとえば肝膿瘍や肺炎を併発する．
　(5) **骨転移**：骨折，貧血や高カルシウム血症を呈す．
　(6) **脳転移**：転移局所の機能障害のほか，脳浮腫，出血などにより中枢神経障害をもたらす．

　　注●● **脳浮腫** (brain edema)：脳組織の代謝または循環障害により，細胞内外に異常な水分貯留をきたした状態をいう．脳圧亢進をきたし，致死的になりうる．脳内のすべての疾患，たとえば出血，手術，感染，腫瘍など，および脳外の要素として，低酸素，代謝障害，循環障害などが原因となる．

(2) 全身への影響

　(1) **悪液質** (cachexia)：その本体はいまだに不明であるが，悪性腫瘍による栄養奪取，腫瘍から分泌される毒性物質（腫瘍壊死化因子）などが考えられている．
　(2) **発熱**：腫瘍の崩壊物質による発熱中枢の刺激や感染による発熱が考えられている．
　(3) **免疫異常**：悪性腫瘍は一般に全身の免疫を抑制する．原因はよくわからない．そのため，感染がおこりやすくなる．
　(4) **内分泌異常**：多数の癌がその発生した母地組織とは関係なく，いろいろのホルモンを分泌する．たとえば肺癌が ACTH を分泌してクッシング (Cushing) 様症状をおこしたり，胃癌が胎盤ゴナドトロピン (HCG) を産生したり，軟部腫瘍がインスリン様物質を分泌したりする．また母地組織と同様の分泌物を産生するものでは，副甲状腺腫のパラトルモン，腎癌のエリスロポイエチン，下垂体腺腫による下垂体ホルモン産生など，機能性腫瘍 (functional tumor) が知られている．
　いずれも，腫瘍分泌ホルモンによる異常のほか，ときに全身の内分泌平衡を乱すことになる．

　　注●● **パラトルモン** (parathormone, parathyroid hormone)：副甲状腺から分泌されるホルモンで，ビタミンDとならびカルシウム代謝を支配する．骨のカルシウムを遊出動員

し，腸内からのカルシウムの吸収を促進し，血中のカルシウム量を上げる．

注●● エリスロポイエチン（erythropoietin）：腎臓から分泌される赤血球生成を刺激する物質（ホルモン）で，慢性の腎疾患などで貧血がおこるのはエリスロポイエチン分泌低下にも一因があるとされている．

注●● 機能性腫瘍（functional tumor）：内分泌臓器に発生する腫瘍のうち，ホルモンを分泌する能力がある腫瘍をいう．

■ 8) 腫瘍の発生原因

腫瘍が成立するには，まず(1)体細胞から腫瘍細胞が発生すること，次に(2)できた腫瘍細胞が増殖を続けることが必要である．

したがって腫瘍ができ上がるまでの**外因**について考えてみると，まず腫瘍細胞をつくる因子（イニシエーター initiator）と増殖を続けさせる因子（プロモーター promotor）があり，腫瘍の増殖には生体側からの抵抗もあるわけであるから，それらは**内因**として考察する必要がある．

(1) 癌 の 外 因

A）発癌因子

(1) 物理的因子

物理的なものに，**放射線**がある．広島（主に中性子線と γ 線），長崎（主に γ 線）における原爆の被曝は，白血病，その他の癌の発生率を増加させ，とくに広島では，原爆投下地点の 2 km 以内に居住し原爆による直接死を免れた人々に慢性骨髄性白血病が高率に発生した．また，被曝時妊娠中であった母親から生まれた子どもだけでなく，妊娠前の被曝でも，あとで生まれた子どもに白血病の発生率がやや高いといわれる．

被曝との関係は，白血病以外では，甲状腺癌，肺癌，乳癌が疑われている．甲状腺癌はビキニ水域における水爆実験で原住民に高率に見出されている．

そのほか，体内に導入された放射線元素からの照射では，ラジウム（α 線）では骨肉腫が，トロトラスト（α 線）では肝癌の多発が知られている．放射線以外のものでは，紫外線による皮膚癌などがある．

注●● 慢性骨髄性白血病（chronic myeloid leukemia）：慢性に経過する白血病で，大きな脾腫と白血球の増多（10～30 万/mm^2）がある．急性のものと異なり，各種成熟段階の白血球が出現しているが，骨髄像では病的骨髄芽球をまじえる．最後に急性悪化（acute crisis）に陥り死に至る．3 年ぐらいの経過をたどる．

(2) 化学的因子

山極・市川らが1915年に，イギリスの煙突掃除夫に陰嚢癌が多いのにヒントを得て，兎の耳にコールタールを毎日1年以上塗ってはじめて皮膚癌をつくった．これが化学物質による発癌実験の最初である．その後コールタール中にみられる3,4ベンツピレンの癌原性が同定されて以来，きわめて多数の化学発癌物質（chemical carcinogen）が見出され，それらは1,000以上にのぼっている．そのなかには，単

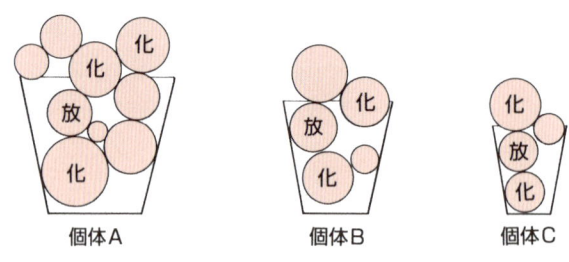

図 8-9 個体別にみた加算説（小林：腫瘍学，1984．による）

化：化学性発癌物質　放：放射線　○：その他の発癌物質
容器から，はみ出たら発癌するという考え方で，容器の大きさは，人によって異なる（宿主の耐容能の違い）

独では発癌作用をもたず，体内で代謝されてはじめて発癌作用を有する物質に変換されるものも明らかにされている．

このようにしてできた癌原物質は，多くは親和性の強い器官・組織に集まり，細胞核に入り，DNAと結合し，細胞の遺伝情報を変えることが明らかにされている．

近年，細菌などに突然変異（mutation）をおこす能力と，癌原物質の発癌作用との間に高い相関があることがわかり，細菌の変異誘導効果（変異原性としての能力）を指標にして，比較的簡単に環境物質中の癌原性の有無を調べられるようになってきた．

(3) 加算効果

物理的，化学的発癌物質による作用についていえば，そのもっとも特徴とするところは，蓄積効果のあることである．すなわち，ある発癌物質を一度投与し，その量が発癌効果として十分でなかった場合，つまりそれだけでは放置しておいても腫瘍の発生が認められない場合でも，その効果は残っていて，長い間隔をおいて同じものか異なる癌原刺激が与えられると，刺激の総量が閾値をこえた段階で発癌する．これを加算効果という（図8-9）．

しかし，この加算説でも発癌因子の種類や総和が問題になるだけでなく，これを受ける側の性，年齢，免疫，遺伝などの因子も含めて考える必要がある．一定量の発癌因子が与えられても，これを受ける生体側の感受性いかんによって，その閾値は変わってくる．つまり，発癌に必要な発癌因子の総量は，個体によって同じではないことになる．

B）癌ウイルス

ウイルスは化学物質や放射線と並んで，重要な発癌因子の1つである．

ウイルスが原因でおこると考えられているヒトの悪性腫瘍に**バーキットリンパ腫**（Burkitt lymphoma）がある．これは悪性リンパ腫で，最初，西アフリカから中部アフリカ，中東部アフリカ（ケニア，ウガンダ）などの4～10歳の子どもの上・下顎部および腹部に好発した．原因ウイルスは，**DNA型ヘルペスウイルス**に属するEBウイルスで，リンパ腫の核内には多数認められる．このウイルスに対する抗体

は，世界中の健康な人に広く存在し，日本人でも生後3歳に至るまで80%以上の人が感染し，このウイルスに対する抗体をもっている．

他方，アメリカなどでは，このウイルスに青年期に感染した場合，**伝染性単核球症**（infectious mononucleosis）に罹患することがある．また東シナ海沿岸の中国人に多くみられる**鼻咽頭癌**（naso-pharyngeal cancer）とも密接な関係があるといわれている．

これらの腫瘍発生の宿主側の因子として，アフリカの子どものマラリアへの感染，中国人の遺伝体質と生活環境などが関係すると考えられている．

最近，レトロウイルス（RNAウイルス）群のなかのC型オンコウイルスの1つが，**成人T細胞白血病**（adult T cell leukemia；ATL or HTL）の原因になっていることが証明された．HTLウイルス（HTLV）と略称されている．この疾患は，九州，四国などの太平洋岸に多くみられる．また，エイズ（AIDS）の原因もHTLVと同様にHIV（human immunodeficiency virus）といわれるレトロウイルスの感染によるとされる．

ヒトに肝癌をひきおこすウイルスとして，B型肝炎ウイルス（HBV）（DNAウイルス）がある．従来，接触感染，母子感染や輸血によっておこる肝炎の主原因とされ，肝炎，肝硬変をへて肝癌に至ると考えられている．近年HBVに対する抗体で血液をチェック除外でき，ワクチンが作製されて予防もできるようになった．しかしそれ以外でも輸血による肝炎，肝硬変，肝癌が続発する症例があり（いわゆる非A非B型肝炎），その大部分は，C型肝炎ウイルス（HCV）（RNAウイルス）の感染によることがわかり，現在そのチェック体制が整備されつつある．

> **注** ●● 伝染性単核球症（infectious mononucleosis）：腺熱（glandular fever）ともいわれる．15〜30歳の年齢でかかりやすい流行病の一種．血液中に異型リンパ球が増加し，リンパ腺が腫れ，発熱する．わが国では，宮崎，高知，徳島に多い．EBウイルス感染による．Paul-Bunnel反応が陽性にでる．
>
> **注** ●● 鼻咽頭癌（naso-pharyngeal cancer）：鼻咽頭部にできる癌で，扁平上皮癌である．東シナ海沿岸のとくに東南アジアに住む中国人に発生率が高く，またこの地区ではEBウイルスに対する抗体価が高い．
>
> **注** ●● 成人T細胞白血病（adult T cell leukemia；ATL）：わが国で発見された白血病の一種で，九州，四国地方に多い．Tリンパ球のリンパ性白血病で，RNAウイルスであるC型レトロウイルスが白血病細胞のなかから検出される．

C）癌増殖のプロモーター

いろいろな化学物質による発癌実験を通じて，それ自体は発癌を誘起することはできないけれども，発癌効果（イニシエーション initiation）を受けた細胞の増殖を促進する作用をもつ物質のあることが明らかになってきた．

癌原物質は，まず細胞に変化を与え，癌細胞として固定化はするが，まだ眠った癌細胞（dormant cancer cell）である．この細胞をさらに分裂させ，増殖癌として完成させるには，プロモーターが必要である．マウスの皮膚癌の実験では，クロトン油の成分がプロモーターとして有名である．ヒトの場合は，煙草がプロモーター

として働いている可能性はある．喫煙者が煙草をやめることによって，癌になる可能性が非喫煙者のそれにまで低下するという統計があるからである．

(2) 癌の内因

腫瘍の発生の内因としては，病気の内因で取り上げた，遺伝的素因，内分泌，免疫の問題があげられる．

A）遺伝的素因

多くの腫瘍は多少とも遺伝的な影響を受けて発生すると考えられるが，遺伝的素因の関与が証明されている疾患はそれほど多くはない．家族性大腸ポリポーシス症に発生する大腸癌，遺伝性網膜芽細胞腫，色素性乾皮症，レックリングハウゼン (Recklinghausen) 病（神経線維腫症），多発性内分泌腺腫症などは代表的な遺伝性（家族性）腫瘍である．家族性大腸ポリポーシス症は 5 q 22 染色体の APC 遺伝子に異常があることが判明しているが，これとは別に遺伝性の多発大腸癌（HNPCC）を発生する家系もみつかっている．

> 注 ●● **網膜芽細胞腫**（retinoblastoma）：小児の網膜にできる悪性腫瘍で，胎生期の網膜芽細胞から発生したものである．遺伝性が重視されている．
> 注 ●● **色素性乾皮症**（xeroderma pigmentosum）：光線過敏症があり，生後 1 年以内に発症する．日光により日焼けを繰り返し，その場所に，皮膚の乾燥，落屑，色素沈着，萎縮をおこす．間もなく，その部に増殖性変化があらわれ，皮膚癌へと進む．

B）ホルモン

前立腺癌，乳癌，卵巣癌，子宮癌などは，発生や増殖の促進に性ホルモンが関与している症例が多く，たとえば前立腺癌の治療には睾丸の摘出が行われている．ホルモンの影響を受けて増殖が促進される腫瘍をホルモン依存性腫瘍と総称する．

これに対して腫瘍がホルモンまたはホルモン類似物質を産生し，機能的な異常がみられる場合もある．たとえば，ある種の肺癌が副甲状腺ホルモンに類似した物質を産生し，結果的に高カルシウム血症が発生することはまれならず認められる．

C）免　　疫

個体には細胞の無秩序な増殖を許さないさまざまな仕組みが備わっている．細胞の側から見ればアポトーシスが代表的なものであるが，個体全体としては免疫学的な機構が腫瘍の発生を抑えているのである．したがって，臓器移植を受けて免疫抑制剤の投与を受けている患者に，しばしば悪性リンパ腫が発生することや，後天性免疫不全症（エイズ AIDS）の患者に悪性腫瘍が発生しやすいことも，腫瘍と免疫機構の関係から理解することができる．

また，多くの化学的発癌物質に免疫能を抑制する働きがあることが判明しており，腫瘍を発生させるウイルスにも免疫を抑制するものが知られている．多くの癌は年齢とともに発生率が高くなるが，これも年齢とともに免疫機構の機能が障害される

ことに関連している可能性が高い．

9) 治療と再発

現在，進行癌に対する完全な治療が確立していないことからして，癌治療のポイントは早期診断，早期治療におかれている．そのための画像診断法（X線，超音波，CT，MRIなど）の進歩や，内視鏡，細胞診，組織診断の技術が，癌の早期診断に多大の貢献をしている．これらはいずれも視覚的検査法であるが，将来，より鋭敏な腫瘍マーカーの開発による新しい微量生化学的診断法の出現が期待される．

治療法としては，外科的摘除，放射線療法，抗癌剤などの化学療法，免疫促進療法などがあり，これらを適当に組み合わせて，最近は目覚ましい治療効果があがってきている．

癌対策として，治療よりも予防が大切であることはいうまでもない．癌の生物学的な本質の解明に基づく予防が理想的であるが，現在わかっていることをもとにしてできるかぎりの予防対策を立てなければならない．それには，疫学的統計的研究が，腫瘍の内因や外因を正しく知らせてくれるために大きな力をもってきた．たとえば，喫煙と肺癌，脂肪摂取と大腸癌や乳癌，高塩分食と胃癌との関連性などは，ただちに個人的なレベルでも予防につながるものであろう．

病理学は，細胞診，組織生検，摘出材料の検定，剖検を通じて，早期診断，治療方針の決定，治療効果の判定，疫学調査のための正確な情報提供というような点で大きな役割を占めてきている．

> **注** **腫瘍マーカー**：癌細胞が分泌する物質で，血中に検出されると，身体の内部に癌があることを指摘できる．現在までみつかっているマーカーとして，AFP（アルファ胎児性蛋白 alpha-fetoprotein）は，肝癌，胆道系癌，膵癌で60％以上陽性，CEA（癌胎児性抗原 carcinoembryonic antigen）は，大腸癌，膵癌，肺癌などで陽性率が高い．また，CA 19-9 は癌関連糖鎖抗原で，膵癌では80％の陽性率を示すといわれる．しかし，いずれにしても，いまだ早期癌発見に利用されるまでには至っていない．

2. 良性腫瘍

良性腫瘍は，悪性腫瘍とは異なり，発育が緩慢で，膨張性の増殖を示し，周囲組織への浸潤や転移を示すことはない．構造的に，細胞や組織が発生母地に類似し，機能的にも同じような性質をもつ（例：腺腫の粘液分泌など）．しかし，良性腫瘍といえども，ときに悪性転化することがあるので注意を要する（例：大腸腺腫ポリープの癌化）．

良性腫瘍には，癌とか肉腫などに相当する総称的命名はなく，末尾に -oma を付して表現する．

1) 上皮性良性腫瘍

上皮性良性腫瘍は次の2種類に分別できる．

(1) **乳頭腫**（papilloma）：粘膜が茸状に増殖して内腔に突出してくるものをいい，乳頭状とか，乳嘴状と形容する．膀胱腫瘍にその典型をみる（図8-10, 11）．

(2) **腺腫**（adenoma）：腺組織構造をとりながら，管腔にポリープ状に突出する場合と，粘膜内に潜在するものとがある．大腸・胃粘膜や甲状腺などに多い（図8-12, 13）．

腺腫のなかで，分泌物が管腔に貯留し，拡張した囊胞が多数集まっているものを囊胞腺腫（cyst adenoma）といい，卵巣に多発する．

2) 非上皮性良性腫瘍

非上皮性良性腫瘍は種類も多く，それぞれ母地組織名に-oma の末尾を付して呼ぶ．代表的なものを以下にあげる．

(1) **線維腫**（fibroma）：皮膚の真皮をはじめ，あらゆる結合組織に生じるもので，線維芽細胞が増殖し，膠原線維をつくる結節状の硬い腫瘍である．

(2) **軟骨腫**（chondroma）：軟骨細胞の増殖による．軟骨基質である chondromucoid をつくる．

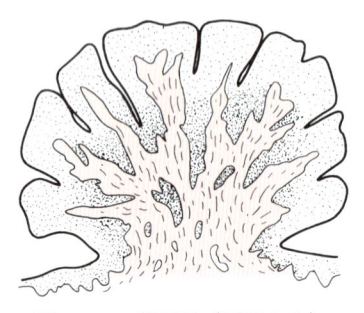

図 8-10　乳頭腫（扁平上皮）　　図 8-11　乳頭腫（円柱上皮）

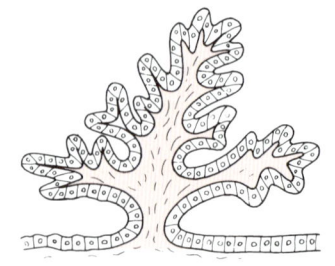

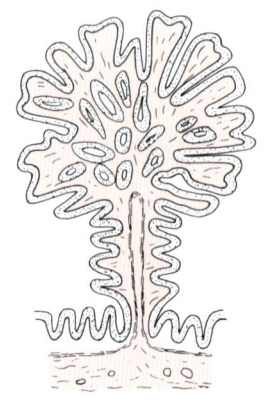

図 8-12　乳頭腺腫　　図 8-13　管状腺腫

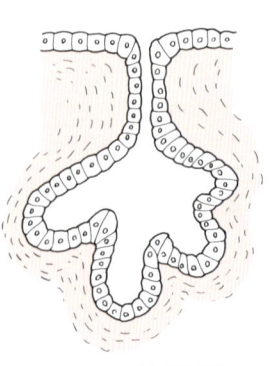

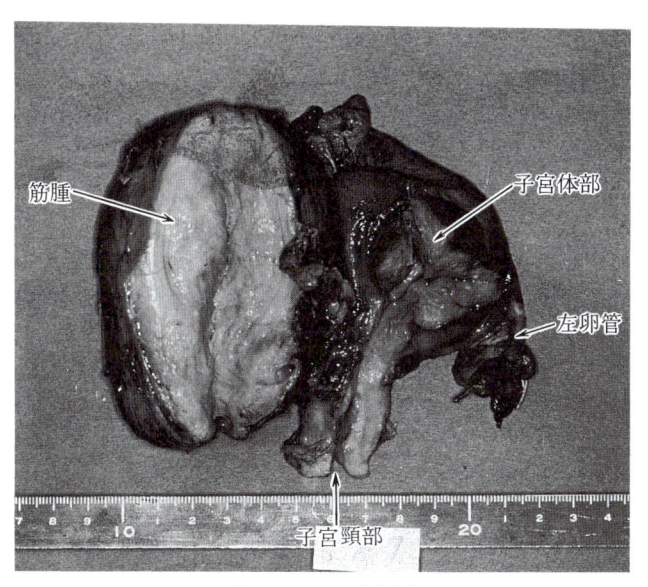

図 8-14 子宮筋腫

 (3) **平滑筋腫**（leiomyoma）：平滑筋細胞の増殖による．子宮壁にできる子宮筋腫が代表的である（図 8-14）．
 (4) **脂肪腫**（lipoma）：皮下にできるものが多い．脂肪細胞の増殖による．
 (5) **血管腫**（hemangioma）：血管内皮の増殖による．血管の集簇した形をとる．

3. 悪性腫瘍

 上皮性か非上皮性由来かによって，癌と肉腫に分けられることは前述した．
 癌は，組織学的な特徴から大きく，(1)扁平上皮癌，(2)腺癌，(3)未分化癌の3つに分ける．

1) 癌

(1) 扁平上皮癌

 扁平上皮癌（squamous cell carcinoma）は，癌細胞が重層して重なりあい，角化を示すところは重層扁平上皮に似ている．発生部位は，皮膚，消化管では，口腔，舌，咽頭，食道，肛門．呼吸器では，副鼻腔，喉頭，気管・気管支．そのほか腎盂以下の尿路，子宮頸部などである．副鼻腔や気管支粘膜は，生理的には線毛をもった円柱上皮で被われているのであるが，癌化の際は未分化細胞に異常がおこり，理由はよくわからないが，扁平上皮の形質をもった方向へ癌化する．扁平上皮化生はまた，慢性気管支炎でよくみられる現象である．

(2) 腺　　癌

 腺癌（adenocarcinoma）は，腺腔を形成する腺組織から発生する癌である（図 8-

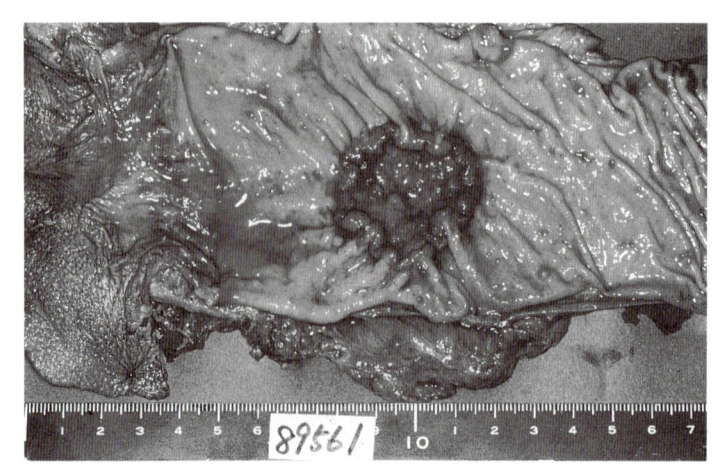

図 8-15　直腸癌，潰瘍形成

15)．腺組織というのは，開口部をもつ導管と，その延長である末梢で分岐したり分葉したりする，閉鎖した管腔をつくる形態をとる．良性腫瘍は腺腫（adenoma）といい，正常形態をよく模倣しながら増殖する．管状（tubular），乳頭状（papillary），管・乳頭状などという表現は，それをあらわす癌になっても同じ傾向を有し，癌細胞は粘液を分泌し，管腔を形成する．ときに大量の分泌液が溜まって管腔が囊胞状（cystic）に変わったり，間質に破裂し貯留した粘液湖に癌細胞が浮いた形をとる場合もある（口絵⑯⑰）．

　腺癌のできやすいのは，腺組織，あるいは腺をもつ粘膜である．代表的なところは消化器で，胃・大腸・膵臓・胆囊である．呼吸器では気管支の末梢などのほか，腎臓，子宮体部，乳腺，卵巣，内分泌腺などがあげられる．

(3) 未分化癌

　未分化癌（undifferentiated carcinoma）は，扁平上皮や腺上皮などへのなんらの分化傾向を示さない癌をいう．退形成癌（anaplastic cancer）という表現も使われるが，癌細胞のなかに，粘液顆粒や角化形成の証明ができず，細胞の配列や間質との関係においても特徴を見出せない．増殖がさかんで，転移も速く，悪性度がもっとも高い．

2) 肉　　　腫

　肉腫（sarcoma）は，非上皮性腫瘍のなかから神経と造血リンパ組織の腫瘍を除いたものの総称である．頻度としては，癌に比しはるかに低いが，癌が中高年者に多発するのに反し，肉腫は若年者にも多い．腫瘍細胞の母地に従い，線維芽細胞由来のものは線維肉腫（fibrosarcoma），骨芽細胞由来のものは骨肉腫（osteosarcoma）などと命名されている．

第9章 免疫異常・アレルギー

　免疫系は，高等動物でよく発達した生体の恒常性維持機構の1つであるが，個体の防御機構としてもきわめて大きな役割をもっている．免疫系は，生体内にあるものに対し自己（self）か非自己（non-self）かをみきわめ，non-self ならば体にはなじまないよそ者（foreign）とみなし，その抗原（antigen）物質に対し特異的に結合する抗体（antibody）をつくり，またその抗原に対する免疫学的記憶（immunological memory）を長く保持する系である．

　抗体は抗原として結合して無毒化し，また殺菌する効果もあるので，能率のよい防御機構として働く．さらに，再度の侵襲に対しては，免疫学的記憶を働かして，初回に比し，よりすみやかにより効果的な反応を示す（免疫の二次反応）という特色ももっている．

　このような免疫学的能力には，上記の抗体をつくって反応する液性免疫と，結核や多くのウイルスなどに対する免疫のように，リンパ球が直接抗原と接触することによって反応する細胞性免疫の2つがある．

　このほかに免疫反応として，自然免疫と獲得免疫，能動免疫と受動免疫，が区別される．

> 注●● **自然免疫と獲得免疫**：微生物によって組織が傷害されると，急性期の反応として抗原に非特異的な好中球，単球，大食細胞などの食菌反応がおこる．これを自然免疫または先天免疫という．高等動物ではこれに引き続きT細胞，B細胞が関与する侵入微生物の抗原に特異的な免疫反応がおこり，これを獲得免疫という．自然免疫としては，感染防御に関与する細胞のほかに補体やC反応性蛋白（CRP）などがある．
>
> 注●● **能動免疫と受動免疫**：抗原の投与または侵入によってひきおこされる免疫反応を能動免疫という．これに対して，すでに免疫が形成されている個体から採取された中和抗体を含む血清を患者に投与して，患者の免疫力を補った場合，これを受動免疫という．

1. 液性免疫と細胞性免疫

　一般に生体のなかに抗原が侵入すると，液性免疫と細胞性免疫の2種類の免疫応答が誘導される．液性免疫では抗原に対して免疫グロブリンからなる抗体が形成されるが，これは主にB細胞から分化した形質細胞によって行われる．これに対して細胞性免疫では，細胞の表面に提示された抗原と反応する特殊なT細胞が産生される．細菌やウイルスの感染が成立すると，液性免疫と細胞性免疫の両者が誘導されるが，細菌やウイルスの性質によって2つの免疫反応の比重が異なり，各種疾患に固有の反応が導かれることになる．

1) 液性免疫

　抗原刺激を受けた B 細胞は，同じく抗原刺激を受けた Th 2 細胞の産生するサイトカインによって分化誘導と増殖が促進され，抗体を産生するようになる．産生された抗体は抗原と結合して，抗原が標的細胞の受容体と結合することを妨げる．また，抗体には抗原としての微生物などを大食細胞に取り込まれやすくする**オプソニン効果**があることが知られている．同時に抗体には補体を活性化させて直接細菌の膜を破壊する働きもある．産生された抗体による直接，間接の攻撃が多重に仕組まれている．

2) 細胞性免疫

　一定の分化を終了して胸腺から末梢のリンパ組織に入った T 細胞は，2 種類の Th 細胞と Tc 細胞からなるが，両者とも抗原刺激を受けると活性化し，増殖するようになる．T リンパ球の抗原刺激は，大食細胞や樹状細胞によって行われ，大食細胞や T 細胞自らがつくる多様なサイトカインによって分化誘導や増殖の促進が行われる．Th 細胞は Th 1 細胞と Th 2 細胞に分化し，Th 1 細胞は大食細胞を活性化させて遅延型過敏反応をひきおこす．また，すでに述べたように Th 2 細胞は複数のサイトカインを介して自らの増殖と B リンパ球の抗体産生を促進する (p. 11)．

　一方，ウイルスが感染した細胞を例にとると，細胞内部でつくられたウイルス抗原は幼若な Tc リンパ球に提示されることで Tc リンパ球は活性化し，サイトカインの産生を介して増殖しながら，ウイルスに感染した細胞を直接攻撃する細胞傷害性を獲得する．

2. アレルギー

　免疫学的な仕組みによって発生する過敏反応が，細胞や組織を傷害する場合，これらを総称してアレルギーという．免疫の機構は，侵入物や異物を排除するための防御の仕組みとして重要な働きをしているが，場合によって過剰な免疫反応が有害な作用を及ぼす．

　過敏反応の機序は Coombs らによって I 型から V 型まで 5 型に分類された．I 型から III 型までは抗体によってひきおこされる反応で，I 型は IgE 抗体による傷害である．II 型，III 型は IgM，IgG 抗体によるもので，II 型は抗体や補体による直接的な傷害であり，III 型は免疫複合体による間接的な傷害である．IV 型は T リンパ球による遅延型の過敏反応である．最近，II 型アレルギーの亜型として V 型が分類された (図 9-1)．

1) I 型アレルギー

　まず抗原による感作が成立する．気道や消化管粘膜，皮膚などから侵入したさまざまな抗原に対して IgE 抗体が形成される．感作された個体が再度同じ抗原に曝露

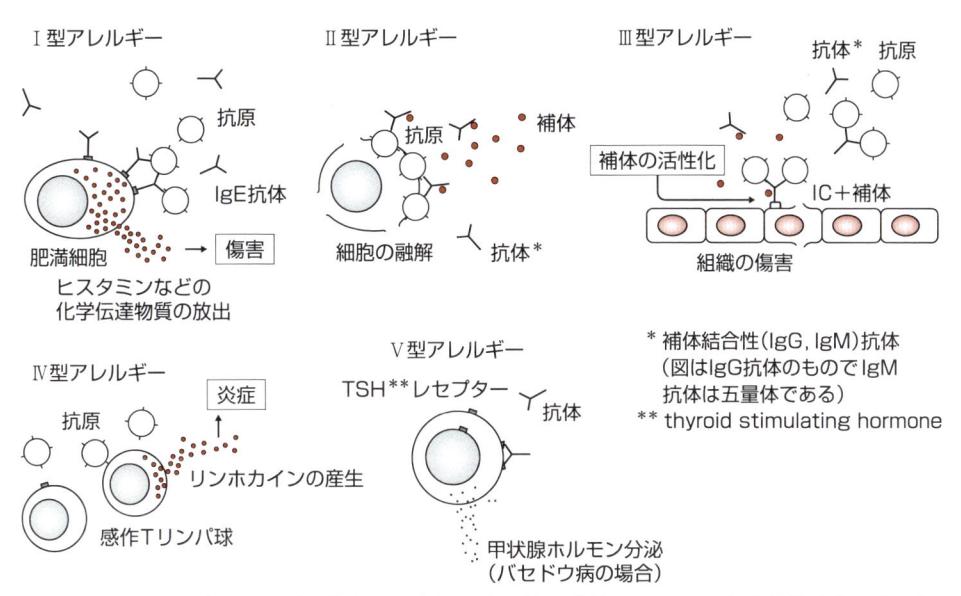

図 9-1　アレルギーの型（伊藤幸治：病気の地図帖, 講談社, 1992. 奈良信雄改変による）

されるとアレルギー症状が発現する．IgE抗体は抗原と肥満細胞の受容体を結合し，肥満細胞からヒスタミンやセロトニンなどの仲介化学物質を分泌させる．これらの物質は血管透過性を高めたり，平滑筋の収縮，鼻水の分泌を異常に亢進させる．

また，肥満細胞からは好酸球の遊走を促す因子も分泌されるが，好酸球から分泌される物質は肥満細胞から分泌される物質を分解したり，分泌そのものを抑制する働きがある．

Ⅰ型アレルギーに分類される疾患には，花粉症，気管支喘息，アトピー性皮膚炎，蕁麻疹などがある．

> 注●● 気管支喘息（bronchial asthma）：本疾患は，いろいろな刺激に対する気管支平滑筋の過剰な収縮によっておこる呼吸困難で，呼気困難と吸気制限をともなう．患者数は人口の約5％に及び，10歳代に始まることが多い．
> 　発生機序としては，1つは外因性のⅠ型アナフィラキシー型アレルギー反応による場合で，他は免疫とは関係ない内因性の自律神経異常によるものである．しかし前者は後者の自律神経異常性格と深くかかわりあっている．
> 　臨床的には，血中にIgEと好酸球が増える．病理学的には，気管支の壁の粘液腺が増加し，粘膜の杯細胞（goblet cell）が増え壁平滑筋が肥厚し，リンパ球と好酸球が浸潤する．気管支内腔には粘液が充填し，肺は過膨脹する．そのほか，気管支分泌液中には，剥離した上皮や分泌液中の蛋白や粘液などが凝集してできたクルシュマン螺旋体（Curshmann's spiral）や好酸球顆粒由来のシャルコーライデン結晶（Charcot-Leyden's crystal）が形成される．これらは喀痰中にも排出され，顕微鏡下に観察できる．

2) II型アレルギー

IgM, IgG抗体が細胞表面の抗原と結合し、さらに補体や食細胞が関係して直接細胞を破壊する反応で、赤血球が標的細胞になる場合は溶血性貧血が発症する。そのほかに、顆粒球や血小板、基底膜などに対する抗体が原因となる疾患も知られており、とくに基底膜抗体による疾患は腎臓と肺に病変を形成する**グッドパスチャー (Goodpasture) 症候群**として有名である。

3) III型アレルギー

IgG抗体が抗原と結合して免疫複合体が形成される。過剰に形成された免疫複合体は組織に沈着して補体を活性化させ、炎症性の破壊をひきおこす。

溶血連鎖球菌の感染に続いて発生する急性糸球体腎炎、全身性エリテマトーデス（SLE）、血清病、リウマチ様関節炎などが代表的な疾患である。SLEでは抗核抗体、つまりDNAに対する抗体がDNAと免疫複合体を形成するが、この複合体は腎臓の糸球体基底膜と親和性があるので、糸球体に沈着が発生する。

4) IV型アレルギー

結核菌に感作されているヒトの皮膚に、結核菌から抽出された蛋白を接種すると、24時間以上経過して発赤腫脹を中心とした皮膚の反応が観察される。ツベルクリン反応としてよく知られている現象であるが、この遅延型過敏反応がIV型アレルギーの代表的なものである。抗原で感作されたTh1リンパ球が、同じ抗原で刺激されてサイトカインを産生する。これによって大食細胞が活性化されて、炎症性の組織傷害が発生する。

5) V型アレルギー

II型アレルギーの亜型として最近V型に分類された反応で、特定の抗体が細胞の表面にある抗原に結合し、その細胞を破壊するのではなく、逆に機能を亢進させる現象を意味する。具体例としては、甲状腺刺激ホルモンの受容体に対する自己抗体によって受容体が持続的に刺激され、結果的に甲状腺機能亢進症（バセドウBasedow病）が発生する場合がある。

3. 免疫不全

1) 先天性免疫不全

先天性免疫不全（immunodeficiency）の患児は、生まれたときから絶えず細菌感染を繰り返し、しかも重篤な感染症に陥りやすい。

(1) ブルトン型無ガンマグロブリン血症（Bruton-type agammaglobulinemia）

骨髄にあるBリンパ球の前駆細胞から形質細胞への成熟分化が阻害されているた

め，免疫グロブリン産生が低下している．細胞性免疫に異常はない．

(2) ディジョージ (Di George) 症候群

Tリンパ球の中枢臓器である胸腺の発育不全のため，血中にTリンパ球が存在しない．ウイルスやカビなど細胞性免疫にかかわる感染防御機構を欠如する．Bリンパ球に異常はない．

(3) スイス型無ガンマグロブリン症 (Swiss-type agammaglobulinemia) または重症複合性免疫不全 (severe combined immunodeficiency)

TおよびBリンパ球の両者に，数および機能の異常がある．胸腺は発育不全である．半数の患児でアデノシン・デアミナーゼの欠損があり，リンパ球の成熟阻害の原因となっている．ウイルス，カビ，細菌の感染に弱く，1年以内に死亡する．

(4) IgA 単独欠損症

免疫不全症ではもっとも多い型で，700人に1人の割合とされる．血清 IgA と粘膜からの分泌型 IgA の両者が欠損する．大部分は無症状であるが，呼吸器感染症，慢性下痢，気管支喘息などにかかりやすい．また自己免疫病を合併しやすい．

(5) 分類不能な各種免疫不全症 (common variable immunodeficiency)

症例としては，低γグロブリン血症が比較的多い．Bリンパ球の数は，普通であり，リンパ節濾胞はむしろ増殖性である．Bリンパ球の成熟不全や免疫グロブリン分泌不全，ヘルパーTリンパ球欠損，サプレッサーTリンパ球の過剰などの原因があげられている．細菌感染症の繰り返し，下痢症状，自己免疫病の合併症などが多い．

2) 後天性免疫不全

薬剤，放射線，感染 (HIV 感染による後天性免疫不全症候群) などの外来性原因，あるいは後天的な疾患によっておこる免疫不全状態をいう．後者は，免疫組織自体の病変，免疫グロブリンまたはリンパ球の喪失などが原因としてあげられる．具体的には，リンパ腫，ホジキン (Hodgkin) 病，サルコイドーシス，胸腺腫などのリンパ組織の疾患，骨髄腫，自己免疫疾患，癌，老化，栄養障害，蛋白喪失（ネフローゼ，蛋白喪失症），放射線，ステロイド，免疫抑制剤などがある．

> 注●● **後天性免疫不全症候群**（エイズ AIDS, acquired immunodeficiency syndrome）：レトロウイルス科の RNA ウイルスに分類される HIV (human immunodeficiency virus) の感染によって発症する免疫不全で，性交，輸血，血液製剤の投与などによって感染が成立する．妊婦が HIV に感染していると，経胎盤的に，または出産時の出血や母乳を介して子どもに感染する可能性がある．HIV は主として CD 4 陽性 T 細胞やマクロファージに感染するが，血管内皮細胞，脳のグリア細胞や神経細胞にも感染する．CD 4 陽性 T 細胞に HIV が感染すると，細胞傷害によって CD 4 陽性 T 細胞が著明に減少し，免疫不全が発生する．感染直後にはインフルエンザ様の症状がみられ，その後，年余にわたる無症候の潜伏期がある．次いで持続性のリンパ節腫脹が出現し，さらに発熱，体重減少，慢性下痢，倦怠感がみられるようになる．病状が進行すると，痴呆などの神経症状や，カリニ肺炎，トキソプラズマ症，カンジダ症などの二次感染症が出現し，カポジ肉腫，悪性リンパ腫，癌などが発生して死に至る．

4. 自己免疫異常

　　抗体産生や免疫反応は，異種の物質に対しておこる防御反応であるが，ときに反応が自己に向かってしまい，自己の組織や細胞を破壊することがあり，これを自己免疫疾患と総称している．免疫組織は，本来自己に対しては免疫学的に寛容であり，それゆえ自己の組織は攻撃しないことを原則としている（免疫寛容）．しかし，自己の細胞にウイルスが感染して細胞が壊れると，蛋白や核酸などが変化して非自己化することがおこりうる．これに対して抗体が形成されると，この抗体は正常の細胞の共通抗原に対して免疫反応をおこし，正常細胞を破壊することになる．これは自己免疫疾患の仕組みを少し古い考え方で説明したものである．

　　新しい考え方に従うと，健康な人においても自己免疫反応は常時発生しているが，過剰な反応にならないような免疫寛容の機序が働いているために，自己の細胞や組織は壊されることなく守られているということになる．この免疫寛容の仕組みが障害されると強い免疫反応が惹起され，自己免疫疾患が成立すると考えられる．

　　次に代表的な自己免疫疾患をあげておく．

> 注●● **免疫寛容**：特定の抗原に対して免疫反応が発生しない状態を免疫寛容という．一般に生体は自己の抗原に対しては寛容の状態であるが，この自己寛容が成立するためには胸腺が重要な働きをしている．自己抗原に反応するT細胞は，胸腺における成熟過程でほとんど除去されて自己寛容が成立する．

(1) 全身性エリテマトーデス（SLE）（systemic lupus erythematosus）

　　女性に多い．顔面の皮膚に特徴のある蝶型の紅斑が発生し，糸球体腎炎（ループス腎炎），心内膜炎，関節炎などさまざまな障害をともなう．血清中に抗核抗体が検出される．正常の腎の糸球体とループス腎炎の組織像を示した（図9-2）．ループス腎炎の糸球体では，免疫複合体の沈着によって典型的なワイアーループ（wire-loop）病変を形成している．

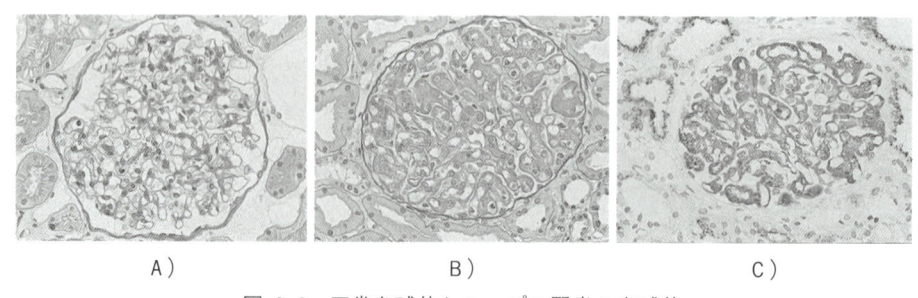

　　　　A)　　　　　　　　　　B)　　　　　　　　　　C)
図 9-2　正常糸球体とループス腎炎の糸球体
A) 光学顕微鏡的にほぼ正常の糸球体．
B) ループス腎炎（SLE）の糸球体．免疫複合体の沈着によって典型的なワイアーループ病変を形成している．
C) 免疫組織化学的検索で，同一糸球体にIgGのびまん性沈着が認められる．

(2) 慢性関節リウマチ（rheumatoid arthritis）

本疾患は，全人口の1〜4％を占め，女性が男性の3倍以上を占める．多関節を系統的に侵す炎症で，はじめ朝方に手指の関節に痛みやこわばりを感ずるようになり，しだいに全身に拡がり，他の大きな関節も侵される．疾患の進展とともに，関節の腫れや運動制限からついには運動不能に陥る．貧血をともない，また血管炎を合併しやすく，レイノー症候群，下腿潰瘍，胃腸びらん，脳，心臓，消化管などの梗塞をおこす．

病理学的には，非特異的な関節滑膜炎で，リンパ球，形質細胞浸潤をともなう滑膜の絨毛状増殖，線維化が出現している．このような炎症性滑膜が関節軟骨を被覆したのを関節パンヌス（pannus）というが，引き続いて炎症は関節軟骨から骨組織まで波及し，肉芽組織が関節腔を充填してしまう．のちに線維化と石灰化が加わって関節腔は完全に結合組織で置換され固定化される（ankylosis）．血清学的に，リウマチ因子（rheumatoid factor）がほとんどの患者で陽性である．

リウマチ因子とは，自分の免疫γグロブリンIgGに対する自己抗体で，その80％はIgM自己抗体であって，残り20％をIgGとIgA自己抗体が占める．これら自己抗体とIgGとの免疫複合体（immune complex）が関節炎局所や関節腔液のなかに検出され，関節炎はこのようなimmune complexによるIII型アレルギーによる炎症と考えられる．その他，Tリンパ球によるIV型細胞免疫型の炎症の関与も存在する．

(3) 橋本病（Hashimoto disease）

実質である甲状腺濾胞の壊れる慢性炎症で，そのため甲状腺機能低下症をともなう．濾胞サイログロブリンと，濾胞上皮のマイクロゾームに対する自己抗体が証明される．

その他，進行性全身性硬化症（強皮症），皮膚筋炎，原発性胆汁性肝硬変症などがある．

> 注●● **甲状腺機能低下症**（hypothyroidism）：甲状腺ホルモンの分泌が減少しておこる症状をいう．甲状腺炎，癌，ヨード欠乏のほか，下垂体に原因がある場合もある．肉体・精神活動が不活発となり，皮膚が乾燥して厚く粘液水腫様になる．幼児におこると発育遅延をおこす．
>
> 注●● **進行性全身性硬化症**（progressive systemic sclerosis；PSS）：皮膚の硬化病変を特徴とし，関節，筋，腱から，さらに消化器，呼吸器，心臓，腎臓などもおかす原因不明の慢性結合組織増殖性の疾患で，膠原病の1つ．進行性強皮症（progressive scleroderma）ともいう．
>
> 注●● **皮膚筋炎**（dermatomyositis）：皮膚および四肢随意筋，心筋が系統的に侵される全身性疾患で，いわゆる膠原病グループに属する．内臓の悪性腫瘍を合併しやすい．
>
> 注●● **原発性胆汁性肝硬変症**（primary biliary cirrhosis）：肝内小胆管の慢性非化膿性破壊性胆管炎により，肝硬変の像を呈するに至る慢性の肝内胆汁うっ滞症をいう．免疫学的機序によると考えられ，抗ミトコンドリア，抗平滑筋抗体が陽性である．

第10章 先天性異常

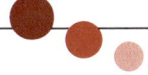

1. 先天性異常総論

　先天性異常とは，新生児におこっている生理的形態的異常をさす．それらは，両親から受け継いだ遺伝子の異常による場合と胎児期環境の影響による異常などに原因が求められる．代謝異常は前者と関連し，奇形は両者とかかわっている．遺伝子異常には，単一遺伝子の突然変異による欠損や，さらに多因子の組み合わせによるものなどがある．

1) 代謝異常

　単一遺伝子の欠落が原因でおこってくる特定の酵素蛋白の欠損による．欠損した酵素によって支配される物質代謝が阻害され，代謝異常がおこる．フェニルケトン尿症やガラクトース血症のほか，蓄積症としてグリコーゲンが細胞内に貯留する糖原病や脂質蓄積症がある（**表10-1**）．

(1) 糖原病

　グリコーゲンの分解に関与している酵素系に先天的欠陥があり，結果として大量のグリコーゲンが細胞内に貯留する疾患である．肝細胞，筋細胞，腎の尿細管などが侵され，このときの変化を**糖原変性**といい，8型を区別するが，糖原病（glycogen storage disease）として総括される．二次的に肝細胞の傷害壊死がおこり，肝硬変などに移行する．

(2) 脂質蓄積症

　脂質（lipid）の代謝異常のため，主として網内系の細胞に脂質が沈着する疾患を脂質蓄積病（リピドーシス lipidosis）と総称する．脂質の種類によりゴーシェ病，ニーマン・ピック病などが区別される．

表 10-1　先天代謝異常と欠損酵素

病名	欠損酵素
フェニルケトン尿症	フェニルアラニン水酸化酵素
ガラクトース血症	ガラクトース分解酵素
白皮症	チロジナーゼ
糖原病（グリコーゲン蓄積症Ia型）	グルコース-6-ホスファターゼ
ニーマン・ピック病	スフィンゴミエリナーゼ

> 注●● ゴーシェ病（Gaucher's disease）：グルコセレブロシダーゼ（glucocerebrosidase）不足により，グルコセレブロシドを含む大きなゴーシェ（Gaucher）細胞が集積する．肝腫・脾腫が特徴である．
>
> 注●● ニーマン・ピック病（Niemann-Pick disease）：スフィンゴミエリナーゼ（sphingomyelinase）欠損により，スフィンゴミエリンおよびコレステロールが，各種臓器に蓄積する．高度の肝腫・脾腫がみられる．

■ 2）奇　　形

奇形とは，出生時にみられる臓器の形態・位置・数の異常である．これは，肉眼および剖検で観察，判断されうるものであり，内臓の奇形で，とくに機能異常を示さない場合は，剖検によらない限り発見はできない．

(1) 奇形の原因

奇形の発生率は，一見はなはだ少ないように考えられがちだが，統計的にみて1％前後と推定されている．つまり100回の出産に際し1回の割合である．しかし，流早産児では奇形の発生率が高く，人によっては約40％に陽性であるといわれ，ひどい奇形の場合は胎内でも育たず，妊娠のごく早い時期に流産してしまうので，実際はすべての妊娠で正確な統計をとることはむずかしい．したがって，全妊娠回数に対する奇形発生率は，1％よりははるかに高いと思われる．

奇形の種類による発生率は，人種によって若干異なる．たとえば，無脳症は黒人に少なく，東洋人と白人に多い．とくに，イギリス，アイルランドで高率である．口蓋裂は日本人にもっとも多く，白人・黒人で少ない．先天性心奇形は，奇形のうちでもっとも多いものであるが，わが国で多く，スウェーデンでは低率である．表10-2は全奇形と主な奇形の罹患率の最高と最小の値，およびその国名を示したものである．

表 10-2　先天奇形罹患率（対出生 1,000）

先天奇形	罹患率	最小	最高
全奇形	1.02〜12.33	日本（Neel, 1958）	オーストラリア（Farrer ら, 1964）
無脳児	0.6〜4.6	イスラエル（Halevi, 1967）	アイルランド（Stevenson ら, 1958〜1959）
脊椎披裂	0.2〜4.1	日本（Neel, 1958）	ウェールズ（Laurence ら, 1968）
水頭症	0.5, 0.6〜1.8	イスラエル（Halevi, 1967）オーストラリア（Collmann ら, 1962）日本（Neel, 1958）	イングランド（McKeown ら, 1960）
心奇形	1.0〜9.0	メキシコ（Márquez-Monter ら, 1968）	アメリカ（McIntosh ら, 1954）
多指趾症	0.6〜2.4	アメリカ（Neel, 1958）	中国（Handforth, 1950）
先天股脱	0.7〜3.4	イングランド（McKeown ら, 1960）	ニュージーランド（Phillips, 1958）
口唇・口蓋裂	0.8〜3.0	ドイツ（Greene, 1963）	日本（Neel, 1958）

（村上・馬場・鈴木編：出生前の医学．医学書院，1976．による）

病理解剖中に占める奇形の割合は，子どもの剖検の多寡によって変動し，施設によりまちまちであるが，全奇形児の半数以上は内臓にあって，外表観察のみでは，正確な発生頻度を出すことは困難である．

奇形をおこす原因は，正確にはわかっていないが，1つないし2つ以上の因子が関与しており，その主なものは，**染色体または遺伝子の異常**と，**母体経由の環境因子による胎児への障害**の2つに分けられる．

> **注** ●● 先天性心奇形（congenital heart anomaly）：心臓は発生学的に，1本の管構造だったものが折れ曲がり，隔壁ができ，各空間が膨らみ，2つの心房と心室から形成される．心奇形はその過程のどこにおいてもおこりうる．心房・心室の無形成，隔壁欠損，基幹血管と心房・心室交通のくい違いなど，さまざまである．近年多くの心奇形が外科手術の対象になってきた．

A）染色体または遺伝子の異常

強い遺伝性異常をもつ受精卵は，初期の卵分割の時期をこえることができず，あるいは着床までに死滅するものが多い．また，着床後も妊娠早期にかなりの数が，流産に陥る．1970年のWHOの報告によると，人工流産児の染色体異常は2.5％，自然流産児のそれは25％であり，自然流産はまた全妊娠の15〜20％におこることから算定して，臨床的に確認しうる全妊娠の5〜7％に染色体異常が存在するといわれる．

しかし，異常の程度が強い場合や，かりに重くとも致死的にならない性染色体異常では，染色体異常をもつ新生児として生まれてくる．このような新生児は，全新生児の約0.5％といわれている．しかし，遺伝子の変化は，必ずしも目にみえる核型異常となるわけでないから，両者を含めたら遺伝子異常をもつ児の数はさらに大きくなると思われる．

(1) 常染色体異常にもとづく奇形

ダウン（Down）症候群が有名である．もとは，イギリスの精神科医により蒙古人型の白痴（蒙古症 mongolism）として記載されたもので，顔面骨の異常（短頭蓋），つり目，手足の指の奇形，心中隔欠損と精神発達障害をともなう．90％以上に，染色体数が47で，21番目の常染色体が1コ多いトリソミー（trisomy）を呈する．また，その他の染色体の異常もみられる．母親の年齢が進むとともに，発生率が上昇する．20歳代の母親では約2,000回の出産で1回であるが，40〜44歳では100回に1回，45歳以上では45回に1回というように急に増えるから，高年の出産はハイリスクである．

(2) 性染色体異常にもとづく奇形

クラインフェルター症候群（Klinefelter syndrome）と，**ターナー症候群**（Turner syndrome）が数も多くよく知られている．

クラインフェルター症候群は，男子にのみあらわれ，精細管の萎縮，硝子化があり，精子形成は行われない．乳房は女性型乳房を示し，尿中ゴナドトロピンが増加する．身体は女性的で，精神発達の遅れがある．染色体構成は，X染色体が2本以

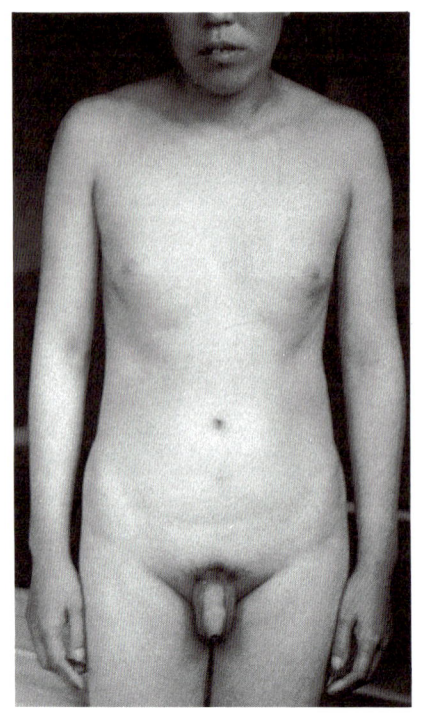

図 10-1　クラインフェルター症候群

上認められる．出現頻度は，男性500人に1人，精神的欠陥者のある男子集団では100人に1人と高率である（図10-1）．

　ターナー症候群は，正常の女性は性染色体がXXであるのに対し，Xが1コしか存在しない45XO型である．出現頻度は1/3,000女性といわれる．外性器は女性であるが，二次性徴がなく，腟・子宮の発育が悪く，卵巣には卵胞はみられない．低身長で，頸から肩にかけて筋肉が張り出し，翼状頸といわれる独特の体型を呈する．大動脈峡部狭窄や手足の指の短縮などの奇形を合併する．精神発達障害をともなう．

B）胎児への環境因子による障害

　ウイルスなどの感染，放射線，酸素欠乏，薬剤や毒物などが主なものである．

(1) ウイルス感染

　すべての妊婦の約5％が妊娠中にウイルス感染を受け，いろいろのウイルスが先天奇形の発生に関与していることが考えられる．奇形との関連性のはっきりしているものに，**風疹**と**サイトメガロウイルス**がある．ウイルス以外では，**トキソプラズマ症**と**梅毒**（syphilis）が知られている．

　風疹に妊娠初期に罹患すると，胎児の奇形発生頻度がきわめて高い．妊娠1カ月で，54.8％，2カ月で31.4％，3カ月目に感染した場合は7.1％で，5カ月目では0.6％である．眼や内耳や心臓に奇形がみられ，精神発育の遅れがみられる．

　注●● 風疹（rubella, German measles）：風疹ウイルス（RNAウイルス）の直接飛沫感染

による発疹性伝染病の1つ．一度罹患すれば終生免疫がえられる．子どもの間に流行するが，地域により成人でも5〜30％ぐらいの未罹患者がおり，もし妊婦が妊娠3カ月以内に感染すると，流産したり，出生児に諸種の奇形ができてくる．

注●● **サイトメガロウイルス**（cytomegalovirus）：巨細胞封入体症（cytomegalic inclusion disease）の病原ウイルスで，肺や腎などの細胞の核および細胞質内に大きな塩基性封入体をもった巨核細胞が出現する．

注●● **トキソプラズマ症**（toxoplasmosis）：トキソプラズマ・ゴンディイ *Toxoplasma gondii* という寄生原虫によっておきる疾患である．ネコの糞便やブタ，ヒツジの生肉が感染源になる．胎児への感染は，原虫が初感染を受けた妊婦の胎盤を通して胎児へ移行することで行われ，脳膜病変による脳奇形や精神障害をおこすことがある．すでに抗体を持つ妊婦は抗体によって原虫が殺されるので障害はおこさない．

(2) 放射線

放射線は，生殖細胞に突然変異を誘発して，胎児に奇形を発生させるだけでなく，胎児にも直接影響を与え，奇形を発生させる．大量の放射線照射の危険性は当然のことながら，低線量の照射の危険性についても最近注目をあびているところである．妊娠のごく初期の放射線照射を避けるため，やむをえないX線診断などが必要なときも，妊娠の可能性がある場合は月経周期の前半に行うことが望ましい．妊娠中の女性は，いずれにしてもX線照射はひかえるべきである．

(3) 酸素欠乏

実験的には多くのデータがあり，酸素欠乏による奇形の発生は確かである．母体の低酸素血症や血液の循環障害が，胎児に酸素不足をおこす可能性がある．妊娠初期の母体のショックによる循環障害とか，出血による貧血とか，全身麻酔など奇形の原因になる可能性がある．

(4) 薬剤や毒物

胎児組織は，成人にくらべ化学物質に対する感受性が高いから，母親の摂取した薬用量でも胎児へ移行して，障害を与える可能性がある．確実に催奇形性の証明された薬剤は少ないが，つねに胎児に対する影響は考慮していなければならない．

サリドマイドは，奇形をおこす有名な薬剤として知られている．1960年頃から西ドイツをはじめとするヨーロッパ諸国やわが国でアザラシ肢症が多発し，大きな問題となった．これは，罹患児の母親が妊娠初期に，悪阻（つわり）の鎮静のためサリドマイドを服用していたことによることが判明し，サリドマイドとアザラシ肢症の因果関係が明らかとなった．主な奇形は，長管骨の欠損，変形，心奇形などであった（図10-2）．

注●● **サリドマイド**（thalidomide）：非バルビツール系の睡眠剤．妊娠初期に使用すると四肢の奇形の発生をおこしやすい．

注●● **アザラシ肢症**（phocomelia）：先天奇形の1つ．四肢の中央の大きさが減少し，手，足が軀幹に近くなる，または，直接つく．四肢全部，上肢のみ，一肢のみなど，いろいろの組み合わせがみられる．上腕骨・大腿骨の発育不全または欠損が原因である．妊娠30〜39日までの間にサリドマイドを服用すると，この型の奇形が出現する．知能異常は

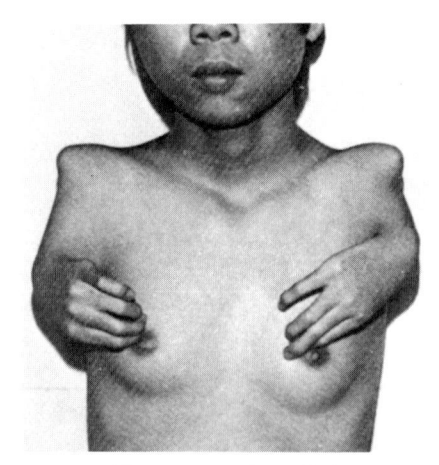

図 10-2　アザラシ肢症

ない．リハビリなどで社会復帰が可能である．

(5) 有機水銀

メチル水銀を多量に含む魚介類を食べた母親から出生した小児に，聴力障害，脳性麻痺症状や全身発育遅延がみられることが報告され，**胎児性水俣病**として知られている．水銀による環境汚染がもたらした先天奇形として重要である．母親に摂取された水銀は蓄積性で，水俣病患児を分娩したあと，汚染魚を断ち，さらに5年後に第2児を出産したが，そのときでも臍帯水銀量は一般児の150倍の高値を示したという．

そのほか，流産防止に使用される**合成黄体ホルモン**は，女性胎児の生殖器に男性化を生ずることが知られている．ホルモンの投与量と時期に関係し，妊娠13週以前で，女児に男性化(陰唇融合と陰核肥大)がおこる．**コーチゾン**を妊娠初期にマウスやウサギに注射すると高率に口蓋裂の仔が生まれることが知られているが，現在のところ人間で，コーチゾンが口蓋裂の原因となった症例の報告はされていない．コーチゾンによる催奇形作用に対し，動物の差による感受性の違いが指摘されている．

(2) 奇形成立の時期

大多数の奇形は，妊娠3～10週末までの胎芽期に成立すると考えられている．ちょうどこの時期が，器官が形成される時期にあたり，外界からの障害因子に対し，著しい感受性を有しているからである．

ある奇形の形成が決定される一定の時期を，その**奇形成立の臨界期** (critical period)という．ある器官の形成が終了してしまうと，そのあと催奇形因子が働いても，その器官の奇形は発生しない．それぞれの器官で，器官形成の終了時期は異なるが，始まる時期は初期の胎芽期に集中しているため，初期の催奇形効果ほど深刻な奇形の発生に関連し，軽微な奇形はより後期に生じうる．

(3) 奇形の分類

個体が完全な形で形成されるためには，各器官がそれぞれの位置に過不足なく発達していかねばならない．複雑な器官の形成は，あらかじめ決められたプログラミングにしたがって進み，構成部分の融合，分離，消失，誘導などによって完成する．したがって奇形は，これらの過程の停滞や喪失によってあらわれる．すなわち，(1)器官の欠損または過剰，位置の異常，(2)開裂，(3)癒着，(4)迷入，(5)発育抑制，(6)退縮の抑制，(7)融合の抑制の1つか，その組み合わせである．

(4) 奇形の種類

大きくは二重体奇形と単体奇形に分けられる．

A) 二重体奇形

一卵性双生児の体の一部が癒合している状態である．いろいろな種類があるが，癒合部位と，どの臓器を共有するかで分類されている．はなはだ珍しいものである．

B) 単体奇形

個体の一部が形成異常を示しているもので，きわめて多種類にわたるが，そのうち比較的多い代表的なものをあげておく．

(1) 部分欠損

無脳症（anencephaly）：頭蓋骨がつくられず，大部分は大脳・小脳を欠くか，きわめて不完全な形成に終わっている．脳下垂体前葉は通常存在する．発生上，神経管頭側の閉鎖不全によるといわれる．

(2) 数の過少ないし過多

合指症（syndactylia）：隣りあった2本の指が癒合したもの．

多指症（polydactylia）：手足の指の多いもの．

副脾（acccessory spleen）：ほんものの脾臓の傍にある小さな脾．

副膵（accessory pancreas）：胃や十二指腸の壁に入りこんでいることが多い．腫瘍と間違えられやすい．

(3) 裂口（融合不全）

口唇裂（cheiloschisis）：顔面は，数コの原基が左右から発育・融合して完成する．この融合が不完全だと，いろいろの顔面奇形（顔裂）をひきおこす．上口唇が融合せず，中心に裂け目を残したのが口唇裂（兎唇 hare lip）といわれ，ときには，奥の口蓋から口腔・鼻腔へつながる裂孔を形成することもある．それを口蓋裂（palatoschisis）という．

二分脊椎（spina bifuda）：脊椎の部分的閉鎖不全状態（脊椎披裂）で，腰仙椎に多い．裂口から，しばしば脊髄や髄膜が脱出して囊状に膨出する．

横隔膜ヘルニア（diaphragmatic hernia）：横隔膜の一部に欠損のあるもの．そこから腹部の内臓が胸腔内へ脱出する．

(4) 形の異常

馬蹄腎（horse shoe kidney）：両側の腎臓が下極で融合しているもの．

(5) 内腔の異常

　メッケルの憩室（Meckel diverticulum）：憩室というのは，胃腸管などで壁の側方へ突起状に膨らんでいるものをいう．回腸末端から約1m上部に生ずる．糞便などが溜まって炎症をおこすことがある．

　頸嚢胞（cervical cyst）：胎生期には魚の鰓（えら）に相当するものが頸部にでき，咽頭その他の原基となる．鰓溝（さいこう）といわれるすき間が側頸部に囊胞として残ることがある．

　囊胞腎（polycystic kidney）：腎全体にわたって大小無数の囊胞ができ，腎全体として大きくなる．尿細管形成の異常によるもので，最終的には腎不全の症状をおこす．

　動脈管開存（patency of ductus arteriosus）：ボタロー管ともいわれるが，生後肺呼吸が始まると同時に閉塞する動脈で，肺動脈幹と大動脈弓部を連絡する短絡血管である．これが開いている状態で，全心奇形の15％前後を占める．

(6) 位置の異常

　潜伏睾丸（cryptorchidism）：睾丸が胎生期の状態で腹腔内や鼠径部に留まっているもので，そのまま放置すると睾丸萎縮に陥る．

　内臓逆位症（situs inversus）：心臓や肝臓，脾臓の位置，大動脈の走行などが左右逆になっているもので，機能的には特別のことはない．

(7) 管腔の閉塞

　鎖肛（atresia ani）：直腸や肛門で内腔が閉じているもの．いろいろな病型がある．

　新生児胆道閉塞症（biliary atresia）：総胆管や左右の肝管が閉じており，胆汁を十二指腸に排泄できない．胆管の原基に障害があるのではなく，いったんつくられた胆管があとからウイルス感染などで壊されると考えられている．

(8) 異常な管通路の形成

　食道気管瘻（esophago-tracheal fistula）：気管分岐部の高さで，食道と気管との間が通じているもので，飲み込んだものが気管支に入り，吸い込まれて，しばしば肺炎をひきおこす．

(9) 心臓・大血管の奇形

　奇形全体のなかで，もっとも多いものである．きわめて多種類の奇形があり，心臓外科の対象になっている．

(10) 半　陰　陽

　真の半陰陽（hermaphroditism）とは，卵巣と睾丸をあわせもっているものをいうが，これはまれであり，多くは，仮性半陰陽（pseudohermaphroditism）で，卵巣か睾丸のどちらかをもち，しかも外性器は，もっている性腺と反対の性徴を示すものである．

2. 遺伝性疾患

■ 1) 単純遺伝性の異常

単一座位の遺伝子が，突然変異により変化をきたしたときにおこる表現型の異常で，メンデル式遺伝型式によって遺伝する．変化した遺伝子が常染色体にあるか性染色体にあるかによって，常染色体性（autosomal）か伴性（sex-linked）かに分けられ，遺伝型式により優性（dominant）か劣性（recessive）かに分けられる．このなかでもっとも多いのは，常染色体劣性遺伝（autosomal recessive inheritance）で，先天性代謝異常の大部分はこれに属し，単一遺伝子の異常による物質代謝に必要な特定酵素の欠損が原因となっている（表10-1参照）．また，家族性大腸腺腫症は代表的な常染色体優性遺伝性疾患で，大腸に数百から数万の腺腫（ポリープ）が多発し，放置すれば確実に癌化する．第5染色体長腕に存在するAPC癌抑制遺伝子の欠失が本症の原因と考えられている（口絵㉕）．

■ 2) 多因子遺伝性の異常

多くの形質は単一遺伝子によるよりも，多数の遺伝子の組み合わせによると考えられている．したがって遺伝性の病気も，多遺伝子性のもののほうが数倍以上頻度が高い．

多遺伝子遺伝による病的状態の主なものとしては，口唇・口蓋裂，先天性股関節脱臼，本態性高血圧症，若年性糖尿病などがあげられる．この種の異常は明らかに高い家族内集積率を示す．

3. 染色体異常

染色体の異常は，卵子・精子の形成過程や受精卵の初期分割におこる染色体の突然変異が大部分を占め，その多くは自然流産で失われる．発生過程の難所を切り抜けたごく少数のものが，染色体異常をもつ新生児として陽の目をみることになる．性染色体異常のほうが，常染色体異常より生存可能の場合が多い．

■ 1) 染色体の数の異常

染色体は，22組の対をなす相同染色体からなっているが，そのうち対であるべき相同染色体の片方がなかったり（モノソミー monosomy），反対に1コ余分にあったり（トリソミー trisomy）することがある．モノソミーのほうが致死的で，常染色体のモノソミーは存在せず，性染色体のモノソミーとしてターナー症候群（XO型）が知られている．トリソミーには，21番目の常染色体が過剰になっているダウン症候群や，18または13トリソミー症候群が知られており，性染色体ではXXXを示す

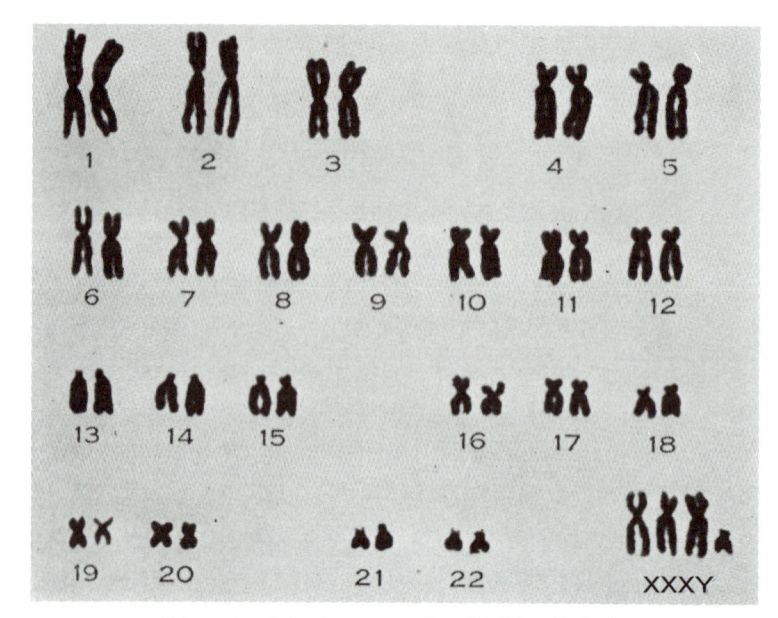

図 10-3 クラインフェルター症候群の染色体

超女性（superfemale）や，X染色体が2本以上みられるクラインフェルター症候群（図10-3）などがある．これらは，減数分裂のときの染色体不分離によるものが多く，ダウン症候群では，卵子が21番目の常染色体を2コもっているために，これと1コの常染色体をもつ精子が合体した結果，接合子は21番目の常染色体を3コ，全体として47コの染色体をもつことになる．

同一の個体で染色体構成の異なる2種以上の細胞群がみられるモザイクも，たまに報告されている．

2）染色体の構造の異常

主に染色体の切断や融合によって，逆位，重複，転座などが生ずる．このような構造の異常をともなうものに，第5染色体短腕を失った猫鳴き症候群や，慢性骨髄性白血病の細胞に第22番目の染色体に部分欠損を示す微小な染色体（フィラデルフィア染色体 Philadelphia chromosome；Ph[1]）が見出される．

> 注 ●● 猫鳴き症候群（cat cry syndrome）：泣き声が猫の叫びに似ているので命名された．この泣き声は咽頭不全形成による．精神薄弱，小頭症，ダウン症候様顔貌がみられる．

索 引

あ

IDDM 46
IgA 単独欠損症 95
RNA ウイルス 24
アザラシ肢症 103
アナフィラキシーショック 38
アポトーシス 48
アミロイドーシス 42
アミロイド変性 42
アレルギー 59, 91, 92
アレルギー性鼻炎 60
アレルギー体質 8
悪液質 82
悪性腫瘍 89
悪性貧血 16
圧迫性貧血 29

い

Ⅰ型アレルギー 92
Ⅰ型糖尿病 46
イタイイタイ病 21
イニシエーター 83
インスリン依存型糖尿病 46
インスリン非依存型糖尿病 46
医原病 20
胃癌 81
異形成 79
異系移植 54
異型増殖 79
異種移植 54
異常体質 8
異倍数性 73, 74
異物 56
　　――の処理 57
　　――の排除 57
異物肉芽腫 58
移植 53
　　――の分類 54
移植片対宿主反応 54
萎縮 39
遺伝 9
遺伝子形質変換 53
遺伝性疾患 4, 107
一次感染 22
一次結核症 67
一次性 4
一次性ショック 38
一次的脱水症 37
一次的治癒 56

一酸化炭素 20
院内感染 22

う

Van den Bergh 反応 43
Wilson 16
ウイルス 24
ウイルス感染 102
ウィルソン病 16
うっ血 28

え

HVG 54
MRSA 23
NIDDM 46
NK 細胞 12
SLE 96
エイズ 95
エリスロポイエチン 83
エンドトキシンショック 38
壊死 47
　　――の原因 47
　　――の分類 47
壊死巣の運命 47
栄養素 13
液性免疫 11, 92
炎症 59, 60
　　――の一般 59
　　――の経過 62
　　――の分類 63
炎症性充血 28
炎症性の浮腫 61

お

黄疸 43
横隔膜ヘルニア 105
音波 19
温度 17

か

カタル 63
カドミウム 21
カネミ油中毒 22
カリニ肺炎 25
カルシウム 16
化学的病因 19
化生 52, 79
　　――の意味 53
　　――の分類 53
化膿性炎 65

加算効果 84
加齢 44
仮性半陰陽 106
仮性肥大 49
過酸化窒素 20
壊血病 16
外因 13
外傷性ショック 38
外部寄生虫 26
拡張性 80
獲得免疫 91
褐色萎縮 40
角化変性 41
喀血 31
完全治癒 5
肝硬変 39
乾性胸膜炎 64
桿菌 23
間接化生 53
間接症状 5
環境汚染 21
癌 71
　　――の外因 83
　　――の初期像 79
　　――の潜伏期 78
　　――の内因 86
　　――, 局所の病変 82
癌ウイルス 84
癌増殖のプロモーター 85
癌対策 87
癌治療 87

き

気圧 19
気管支喘息 93
奇異な塞栓症 34
奇形 100
　　――の原因 100
　　――の種類 105
　　――の分類 105
奇形成立の臨界期 104
記憶 T リンパ球 12
飢餓 14
器質化 34, 57
器質的疾患 4
機械的病因 17
機能性腫瘍 83
機能性充血 28
機能的疾患 4
偽肥大 50

偽膜　64	血友病　32	再疎通　34, 58
偽膜性炎　64	結核結節　66	細菌　23
急性疾患　5	結核症　67	細菌性ショック　38
球菌　23	結節性多発動脈炎　30	細胞異型性　74
球状血栓　33	健康　3	細胞縮小　40
拒絶反応　54	限局性感染　22	細胞診　2
虚血　29	限局性疾患　4	細胞性免疫　11, 92
狂牛病　24	原虫類　25	酸素欠乏　103
胸水　37	原発性　4	
強皮症　97	原発性胆汁性肝硬変症　97	**し**
凝固壊死　47	原発性糖尿病　46	
局所性水腫　37		GVH　54
極性　74	**こ**	Sheehan　40
菌交代現象　22		シーハン症候群　40
	compromised host　25	ショック　38
く	V型アレルギー　94	子宮内膜増殖症　50
	コーチゾン　104	子宮膿腫　65
Creutzfeldt-Yacob　24	ゴーシェ病　100	止血　32
Klinefelter　9	口蓋裂　105	──の機序　32
kuru　24	口唇裂　105	仕事肥大　50
クールー病　24	甲状腺機能低下症　97	死　48
クラインフェルター症候群	交叉性塞栓症　34	死後硬直　48
9, 101, 108	光線　18	死斑　48
クラミジア　24	後天性疾患　3	死冷　48
クロイツフェルト・ヤコブ病　24	後天性免疫不全　95	自然免疫　91
クロム　22	後天性免疫不全症候群　95	脂質　14
空気塞栓　34	高分化型　76	脂質蓄積症　99
空洞　67	梗塞　35	脂肪腫　89
空胞変性　41	──の種類　35	脂肪塞栓　34
腔水症　36	──の転帰　36	脂肪変性　42
	硬化症　37	紫斑　31
け	硬癌　72	自覚症状　5
	硬性下疳　68	自己移植　54
ケイロン　51	合指症　105	自己免疫異常　96
下血　31	合成黄体ホルモン　104	自己免疫疾患　13
外科的治癒　56	骨髄塞栓　34	自己免疫性胃炎　16
頸嚢胞　106	骨折　56	色素性乾皮症　18, 86
劇症肝炎　66	──の治癒　56	色素変性　43
血液凝固　48	骨粗鬆症　16	疾病　3
血液凝固作用　32	骨多孔症　16	──の分類　3
血管腫　89	混合血栓　33	実質性炎　63
血胸　31	混濁腫脹　41	若年型糖尿病　46
血行性　81		主因　7
血行性播種　67	**さ**	腫脹　61
血行停止　30		腫瘍　71
血色素　43	III型アレルギー　94	──の形態　72
──の代謝障害　43	サイトカイン　12	──の構造　72
血腫　31	サイトメガロウイルス　102, 103	──の生体に及ぼす影響　82
血栓　32	サリドマイド　103	──の増殖と進展　80
──の運命　33	サルコイドーシス　67	──の発生の諸段階　78
──の種類　33	作業性充血　28	──の分類　76
血栓形成　32	鎖肛　106	腫瘍間質　75
血栓症　32	挫滅症候群　17	腫瘍細胞　73
血鉄素　44	再生　50	腫瘍実質　75
血鉄素症　44	──の機転　51	腫瘍塞栓　34
血尿　31	──の分類　51	

腫瘍マーカー 87
受動免疫 91
充血 28
重症複合性免疫不全 95
粥状硬化 46
出血 30
　　――の結果 32
　　――の種類 31
　　――の分類 30
出血性炎 65
出血性梗塞 35
出血性ショック 38
出血性素因 32
循環系 27
循環障害 27
初期硬結 68
初期変化群 67
小循環 27
小児疾患 26
小児腫瘍 26
症候 5
症状 5
硝子滴変性 41
硝子様変性 41
障害因子 59
漿液性炎 63
上皮性腫瘍 77
上皮性良性腫瘍 88
上皮内癌 80
常染色体 9
常染色体異常 101
静脈性充血 28
食道気管瘻 106
植物状態 48
植物人間 48
心因性疾患 13
心筋梗塞 36
　　――の病態生理 36
心原性ショック 38
心身症 13
心肺循環 27
心不全 37
神経性腫瘍 78
神経性貧血 29
浸潤性 80
真菌 25
進行胃癌の肉眼分類 81
進行性全身性硬化症 97
進行性病変 49
新生芽組織 51
新生児胆道閉塞症 106
滲出 61
滲出性炎 63
滲出性体質 8

滲出物 61
腎炎 37
腎硬化症 39

す

ストレス学説 13
水銀 21
水腫 36
　　――の転帰 37
水様変性 41
髄様癌 72
数的減少 39

せ

セロトニン 60
生活習慣病 45
生検 2
生体の恒常性 3
生物的病因 22
生理的再生 51
成熟型 76
成人T細胞白血病 85
成人型糖尿病 46
成人病 45
成長因子 51
性染色体 9
性染色体異常 101
青酸 20
赤色血栓 33
脊椎披裂 105
切断神経腫 51
接触による障害 19
接触抑制 51
先天性異常 99
先天性疾患 3
先天性心奇形 101
先天性免疫不全 94
染色体 9
　　――の数の異常 107
染色体異常 107
腺癌 89
腺腫 88
潜函病 19
潜伏癌 79
潜伏睾丸 106
線維腫 88
線維症 37
線維素性炎 57,64
線維素性肺炎 58
全身性エリテマトーデス 96
全身性黄疸 43
全身性感染 22
全身性疾患 4
全身性水腫 37

前癌 79
前癌性病変 79
前立腺肥大 50
喘息 60
蠕虫類 25

そ

阻血 29
素因 7
組織適合抗原 54
組織の培養 54
早期胃癌の肉眼分類 81
早期癌 80
相同染色体 9
創傷治癒 55
造血リンパ組織腫瘍 78
増殖 49,50
増殖性炎 66
側癌変化 79
側副血行 29
塞栓 34
塞栓症 34
粟粒結核症 67
続発性 4
続発性糖尿病 45

た

Down 9,101
ターナー症候群 102,107
ダウン症候群 9,101
他覚症状 5
多因子遺伝性の異常 107
多指症 105
代謝異常 99
体質 8
体循環 27
胎児性水俣病 104
退行型 76
退行性病変 30
大循環 27
大循環臓器うっ血 28
大動脈瘤 69
大葉性肺炎 57,64
代償肥大 50
脱水 17
脱水症 37
単球 13
単純遺伝性の異常 107
単体奇形 105
炭水化物 15
炭粉症 57
胆汁色素 43
胆石症 45
蛋白質 14

ち

チアノーゼ 28
蓄膿 65
中毒 19
直接化生 53
直接症状 5

つ

痛風 46

て

Di George 95
DNA 型ヘルペスウイルス 84
DNA ウイルス 24
TNM 分類 81
T リンパ球 12
ディジョージ症候群 95
低分化型 76
抵抗減弱性宿主 25
点状出血 31
転移 81
伝染性単核球症 85
電気 19

と

トキソプラズマ感染 25
トキソプラズマ症 102,103
トリソミー 107
吐血 31
兎唇 105
凍死 18
凍傷 18
糖原病 99
糖質 15
糖尿病 46
糖尿病性ニューロパシー 46
同系移植 54
同種移植 54
動物性寄生体 25
動脈管開存 106
動脈硬化 46
特異性炎 66
特異体質 8
特発性 5
毒物 103

な

内臓逆位症 106
内部寄生虫 25
内分泌 10
内分泌疾患 10
鉛 21
軟骨腫 88

に

II型アレルギー 94
II型糖尿病 46
ニーマン・ピック病 100
二次感染 22
二次結核症 67
二次性 4
二次性ショック 38
二次的脱水症 38
二次的治癒 56
二重体奇形 105
二分脊椎 105
肉芽形成治癒 56
肉芽腫 66
肉芽組織 55
肉腫 90
肉様変化 58,64
日射病 17
乳腺症 50
乳頭腫 88
尿毒症 64
尿路結石 46

ね

ネフローゼ 37,63
猫鳴き症候群 108
熱傷性ショック 38
熱帯熱マラリア 25
熱中症 17

の

能動免疫 91
脳梗塞 35
脳死 48
脳軟化症 35
脳浮腫 82
膿胸 65
膿血症 34
膿瘍 65
嚢胞腎 106

は

ハンセン病 66,69
バーキットリンパ腫 84
バージャー病 30
パラトルモン 82
バンコマイシン耐性腸球菌 23
破綻性出血 30
播種 81
播種性血管内凝固 32
馬蹄腎 105
肺梗塞 35
梅毒 66,68,102
梅毒疹 68
白色血栓 33
橋本病 97
発癌因子 83
半陰陽 106
半癌 79
斑状出血 31

ひ

BSE 24
B リンパ球 12
PCB 22
Ph^1 87,108
PSS 97
ヒスタミン 60
ヒ素 21
ビタミン 15
日和見感染 22
皮膚筋炎 97
肥大 49
非遺伝性疾患 4
非上皮性腫瘍 77
非上皮性良性腫瘍 88
被包 58
鼻咽頭癌 85
標識染色体 73,74
病気 3
——の経過 5
病原微生物 23
病理解剖 2
病理学 1
病理形態学 1
病理診断学 1
貧血 29
貧血性梗塞 35

ふ

フィラデルフィア染色体 87,108
ブラジキニン 60
ブルトン型無ガンマグロブリン血症 94
プリオン 24
プロスタグランジン 60
プロモーター 83
不完全治癒 5
浮腫 36
腐敗性炎 66
部分欠損 105
風疹 102
副因 7
副膵 105
副脾 105
腹水 37
物理的病因 17

分界線　58
分子病理学　1

へ
ヘモグロビン　43
ヘモクロマトーシス　16
ヘモジデリン　44
ヘリコバクター・ピロリ菌　23
ベンゼン　20
平滑筋腫　89
閉塞性貧血　29
変質性炎　63
変性　40
　——の概念　40
　——の分類　41
扁平上皮癌　89

ほ
ホメオスタシス　3
ホルモン　10
補体　61
放射線　18, 83, 103
蜂窩織炎　65
蜂巣炎　65
剖検　2

ま
マクロファージ　13
マラリア　25
末梢性ショック　38
慢性関節リウマチ　97
慢性骨髄性白血病　83
慢性疾患　5
慢性肺うっ血　28

み
未熟型　78
未熟児　26
未分化芽細胞　51

未分化癌　90
水中毒　17
水俣病　21

む
無機塩類　16
無痛性横痃　68
無脳症　105

め
メチシリン耐性黄色ブドウ球菌　23
メッケルの憩室　106
メラニンの代謝障害　44
メレナ　31
免疫　11
免疫異常　91
免疫寛容　96
免疫グロブリン　61
免疫不全　94

も
モノソミー　107
蒙古症　9, 101
網膜芽細胞腫　86
門脈循環　28

や
野兎病　67
薬剤　103

ゆ
有機水銀　104
遊走因子　61, 62
誘因　7
融解壊死　47
融合不全　105

よ
Ⅳ型アレルギー　94

よこね　68
予後不良の疾患　5
予後良好な疾患　5
良い肉芽　55
腰椎カリエス　68
抑制因子　51
四日市喘息　22

ら
らせん状細菌　23
癩　66, 69
癩結節　69

り
リケッチア　24
リピドーシス　99
リポフスチン　40, 45
リンパ行性　81
リンパ循環　27
良性腫瘍　87

る
ループス腎炎　96
類骨　56
類上皮細胞　66
類でんぷん変性　42

れ
レイノー病　29
冷膿瘍　68
裂口　105

ろ
老化　44
漏出性出血　30

わ
悪い肉芽　55

【著者略歴】

滝澤　登一郎
（たきざわ　とういちろう）

- 1948 年　長野県に生まれる
- 1974 年　東京医科歯科大学医学部卒業
- 1978 年　東京医科歯科大学医学部附属病院助手
- 1984 年　東京都立駒込病院病理科医長
- 2000 年　東京医科歯科大学医学部附属病院
  病理部副部長，助教授
- 2014 ～　東京医科歯科大学大学院
- 2011 年　保健衛生学研究科分子病態検査学分野教授
- 2022 年　逝去

畠山　茂
（はたけやま　しげる）

- 1925 年　秋田県に生まれる
- 1949 年　東京大学医学部卒業
- 1960 年　東京医科歯科大学医学部助教授
- 1970 年　横浜市立大学医学部教授（病理学）
- 1975 年　東京医科歯科大学医学部教授（病理学）
- 1990 年　東京医科歯科大学名誉教授
- 2007 年　逝去

病理学概論　第 2 版　　　　　　ISBN 978-4-263-24167-7

1991 年 5 月 20 日　第 1 版第 1 刷発行
2003 年 3 月 15 日　第 1 版第 15 刷発行
2004 年 2 月 20 日　第 2 版第 1 刷発行
2025 年 1 月 10 日　第 2 版第 23 刷発行

編　者　公益社団法人
　　　　東洋療法学校協会
著　者　滝　澤　登一郎
　　　　畠　山　　　茂
発行者　白　石　泰　夫

発行所　医歯薬出版株式会社

〒113-8612　東京都文京区本駒込 1-7-10
TEL．(03)5395-7641(編集)・7616(販売)
FAX．(03)5395-7624(編集)・8563(販売)
https://www.ishiyaku.co.jp/
郵便振替番号　00190-5-13816

乱丁，落丁の際はお取り替えいたします　　印刷・三報社印刷／製本・明光社
Ⓒ Ishiyaku Publishers, Inc., 1991, 2004. Printed in Japan

本書の複製権・翻訳権・翻案権・上映権・譲渡権・貸与権・公衆送信権（送信可能化権を含む）・口述権は，医歯薬出版(株)が保有します．

本書を無断で複製する行為（コピー，スキャン，デジタルデータ化など）は，「私的使用のための複製」などの著作権法上の限られた例外を除き禁じられています．また私的使用に該当する場合であっても，請負業者等の第三者に依頼し上記の行為を行うことは違法となります．

JCOPY ＜出版者著作権管理機構　委託出版物＞

本書をコピーやスキャン等により複製される場合は，そのつど事前に出版者著作権管理機構（電話 03-5244-5088，FAX 03-5244-5089，e-mail：info@jcopy.or.jp）の許諾を得てください．